JEAN DUTECH

Docteur en Médecine

Les Thermes de Cadéac

Contribution à l'Histoire clinique des Eaux Minérales

de la

VALLÉE D'AURE

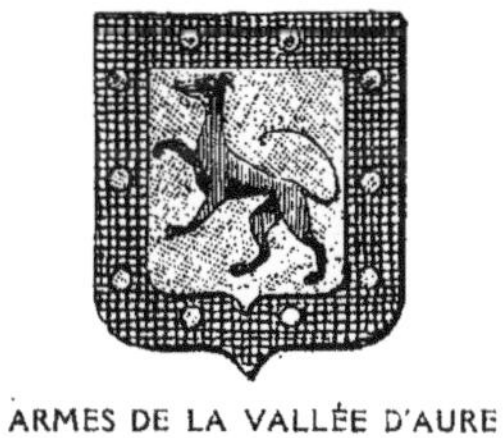

ARMES DE LA VALLÉE D'AURE

TOULOUSE

IMPRIMERIE M. BONNET

2, Rue Romiguières, 2

1914

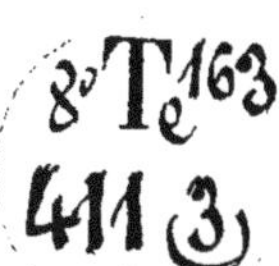

LES

THERMES DE CADIAC

Contribution à l'Histoire clinique des Eaux Minérales

de la

VALLÉE D'AURE

JEAN DUTECH

Docteur en Médecine

Les Thermes de Cadiac

Contribution à l'Histoire clinique des Eaux Minérales

de la

VALLÉE D'AURE

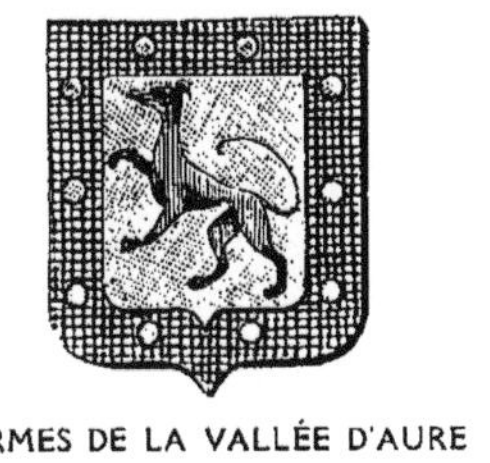

ARMES DE LA VALLÉE D'AURE

TOULOUSE

IMPRIMERIE M. BONNET

2, Rue Romiguières, 2

1914

A LA MÉMOIRE DE MON PÈRE

Il fut l'âme de cette étude et le
modèle d'une vie bien remplie :
vir et virtus, labor et æquitas.

A L'INSTITUT D'HYDROLOGIE DE TOULOUSE

ET A SON FONDATEUR

Monsieur le Professeur F. GARRIGOU

Je dédie ce modeste travail.

*Non quid volui, sed quid potui,
feci!*

Dr DUTECH.

LA SOURCE DE CADIAC

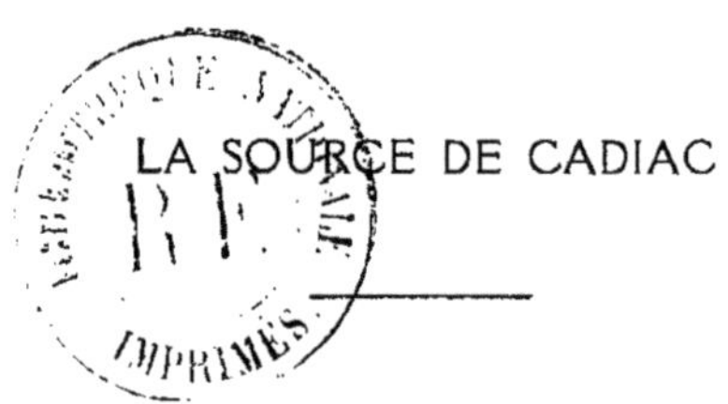

Souris-moi pour chanter, Muse, l'onde sacrée
Que verse l'urne d'or d'une nymphe ignorée
Dans un riant vallon, ceint de riants coteaux

. . . .

Quel beau panorama se déroule à mes yeux
Quand le tiède printemps, visitant ces doux lieux
Et secouant les plis de sa riche tunique,
Embellit de ses dons ce vallon poétique :
Un ciel alors d'azur que touche l'*Arbizon*,
La neige, les sapins, les torrents, le gazon,
Des oasis de fleurs, des hameaux pleins d'ombrage,
Y présentent aux yeux un riant paysage.
Près d'un tertre enchanteur que la Neste au flot pur
Caresse en ondoyant comme un ruban d'azur
La *Source de Cadiac,* dans une grotte humide,
Verse le baume heureux de son onde limpide,
Sous le beau pavillon d'un feuillage mouvant
Qu'animent les oiseaux, que caresse le vent :
Voilà ces bords charmants !

. . . .

E. Duffourc.

TABLE DES MATIÈRES

AVANT-PROPOS

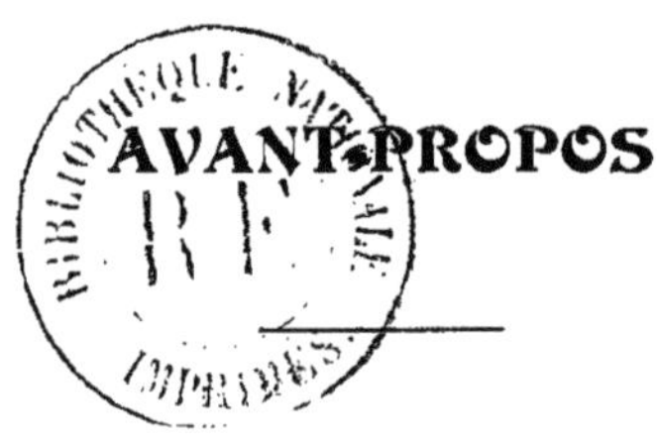

A tous mes Maîtres :
A la Faculté, dans les Hôpitaux.

———

Hélas ! il est bien tôt, trop tôt venu, ce jour fatal où le jeune Praticien, en mal de thèse, se voit contraint d'échanger le ciel serein de la Faculté pour le ciel nébuleux de la Clientèle et de la Concurrence.

Avant cette douloureuse épreuve, accordez, Chers Maîtres, une dernière minute de répit à votre élève reconnaissant. Collectivement daignez tous accepter aujourd'hui l'expression sincère et le témoignage de gratitude du disciple qui sut apprécier la bonté, la sollicitude constante que vous n'avez cessé de lui témoigner pendant les heures, trop rares et trop courtes à son gré, qu'il a passées à cueillir vos leçons.

A tous encore, une fois merci.

Il existe une pieuse coutume à laquelle nous sommes heureux de sacrifier aujourd'hui, et ce serait, d'ailleurs, faire preuve d'ingratitude que d'oublier

d'adresser nos remerciements aux diverses person-
nes qui facilitèrent notre tâche : M. le Dr Silvestre,
médecin major de 1re classe, dont la paternelle
bonté nous a permis de mener à bonne fin ce travail ; M. Cartailhac et M. l'abbé Degert, professeurs d'archéologie à Toulouse, M. l'abbé Marsan,
l'épigraphiste pyrénéen bien connu, facilitèrent nos
recherches bibliographiques ; le Dr Toujan, de
Toulouse, le Dr Carcy de Capvern, et le Dr Maumus de l'Institut Pasteur de Paris, nous commu-
niquèrent des observations précieuses ; le D^r
G. Chalot et le Dr Fitte, à qui nous devons quelques
uns des clichés qui ornent ce texte ; nos amis
M. Jammes, professeur à la Faculté des Sciences de
Toulouse et le Dr Couzefeyte, qui a su distraire
pour nous plusieurs heures à son service régimen-
taire très chargé, nous firent profiter de leurs appré-
ciations critiques ; enfin M. Bérot, bibliothécaire de
la Société Ramond à Bagnères-de-Bigorre, et
M. Passerieu, archiviste du département de la
Haute-Garonne, dont la science bibliographique
n'a d'égale que l'urbanité avec laquelle ils vous
ouvrent les rayons de leurs bibliothèques.

Nous aurions été heureux d'y joindre le nom
de M. Balencie, archiviste départemental des Hautes-Pyrénées, Peut-être que s'il n'avait accueilli par
une fin de non-recevoir notre demande de rensei-
gnements il aurait contribué à augmenter puissamment la richesse bibliographique et la valeur scientifique de notre travail. Nous ne pouvons qu'exprimer des regrets !!

PRÉFACE

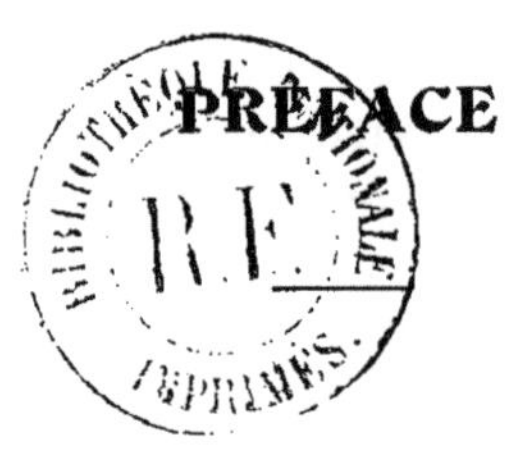

« Qui a jamais entendu parler de l'Eau Sulfureuse de Cadéac (1), village situé à 20 minutes d'Arreau, et que les habitants des cantons voisins considèrent comme un remède efficace contre les obstructions, les maux d'estomac et les malaises produits par l'âcreté du sang ? Nous avons visité les
deux maisons de bains qui sont établis depuis un
temps immémorial et nous avons entendu raconter
les cures merveilleuses qui s'y sont opérées et s'y
opèrent encore tous les ans. Mais, les heureux effets
de ces sources minérales ne se manifestent que
sur des cultivateurs ou sur de pauvres montagnards, et le bruit des miracles de Cadéac ne peut
s'étendre au delà du territoire si borné des villages
qu'ils habitent. »

C'est ainsi que Melling découvrit, en 1826, au
cours de son *Voyage Pittoresque dans les Pyrénées,* la source ignorée de Cadéac. Un siècle tantôt

---

(1) Ortographe plus récente, dans cette étude nous écrirons
indistinctement Cadéac ou Cadiac, ortographe primitive.

s'est écoulé, et ces paroles où l'étonnement semble se mêler aux regrets n'ont encore, hélas ! rien perdu de leur cruelle vérité, mais la nymphe ignorée, fort heureusement, si elle a conservé sa virginité, elle conserve aussi, intactes, toutes ses vertus thérapeutiques.

« Plus connus, disait Soutras, les bains de Cadéac pourraient rivaliser avec beaucoup de thermes en renom. La mode, qui est une reine aussi, et une reine plus puissante que celles qui portent sceptre et couronne, pourrait les prendre sous son patronage ; mais la mode, toute bizarre et toute capricieuse qu'elle est, veut qu'on lui fasse des avances, et jusqu'à ce jour nous ne pensons pas que les habitants de Cadéac aient eu pour elle la moindre attention ou la plus légère prévenance. »

L'occasion était belle pour nous, sinon de redresser une injustice, du moins de réparer un oubli fâcheux envers la bienfaisante naïade.

Tel fut le premier mobile de notre dissertation, mais il n'est pas le seul. Nous avions encore un double devoir à remplir : devoir de piété filiale envers la mémoire d'un père bien aimé, trop tôt enlevé à notre tendresse et à sa belle vallée d'Aure qu'il chérissait par dessus tout ; devoir de piété filiale envers la petite patrie qui nous a vu naître et qui fut le terroir de nos premiers ébats, et ce n'est pas plagier Corneille que de répéter avec l'illustre Bordeu : « Libre comme nos pères, nous avons tâché de servir comme eux nos vallées ; par choix, par goût, avec modestie, et sans autre prétention que celle de tenir au vrai. »

Telle est la moralité que le lecteur voudra bien dégager lui-même de notre œuvre, toute faite de simplicité et de vérité ; et si le succès ne vient pas couronner notre entreprise, puissent au moins nos efforts nous rendre dignes de l'indulgence de nos juges et de l'estime du public, à qui notre intention a été surtout, et par-dessus tout d'être utile.

INTRODUCTION

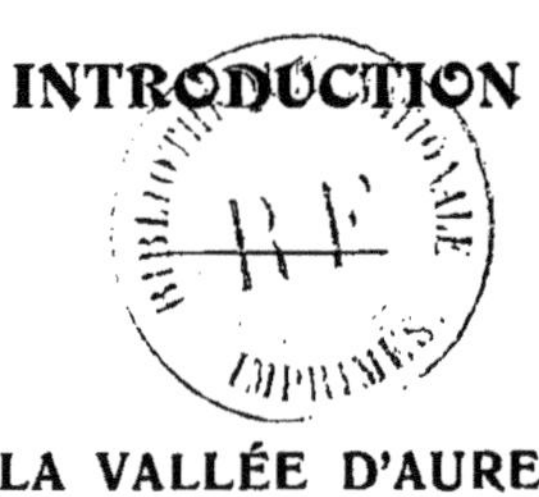

LA VALLÉE D'AURE

Is, montes patrios, vehementi impulsus amore
Et laudes cecini, vallis amœna, tuas.

La vallée d'Aure est l'une des plus riches des Pyrénées en eaux minérales de toute nature (1). Elle possède quantité de sources à peine utilisées, mais destinées à attirer un jour un grand nombre de baigneurs, écrit en 1868, M. Adolphe Joanne.

Connaissant d'autre part l'efficacité certaine des Eaux de Cadéac, efficacité dont il est facile de se convaincre par expérience, on s'expliquerait avec

---

(1) Nous citerons au hasard les sources sulfureuses de la GANET, de COURET, CAZAUX, et LOUDENVIELLE; les multiples fontaines ferrugineuses du VAL D'AULON de SARTHOL, et du MOU-DANG : un véritable ruisseau de fer. (Note de l'auteur.)

difficulté l'isolement et l'oubli dont elles sont victimes, si l'on ne connaissait au préalable la position géographique de la vallée d'Aure dont Cadéac occupe le centre.

Déjà en 1830 M. Vaysse de Viliers, dans son *Itinéraire de la France, Route de Paris aux deux Bagnères*, en donne la raison lorsqu'il nous dit que « la Hourquette d'Arreau par où l'on passe de la vallée de Campan dans celle d'Aure, est ordinairement le terme de l'excursion pour les curieux, à moins qu'ils ne veuillent visiter cette dernière vallée, rivale de celle de Campan en beauté comme en richesse, et ce n'est pas l'affaire d'un jour pour les personnes de Bagnères-de-Bigorre, encore moins pour celles qui viennent de Barèges. Elles se contentent pour la plupart *de la visiter des yeux* du haut de la Hourquette et croient voir une autre vallée de Campan. C'est un des plus beaux points de vue des Pyrénées que ce col qui en sépare les deux plus belles vallées ».

De nos jours encore, écrit M. le professeur Weurlesse, s'ouvrant à égale distance de Bagnères-de-Luchon et de Bagnères-de-Bigorre, la vallée d'Aure est comme éclipsée par l'éclat de ces *cités-reines* ; le touriste qui va de l'une à l'autre par la classique route thermale (1), ne lui donne souvent *qu'un regard en passant*.

Voilà pourquoi n'a pu se réaliser la prophétie de M. Cartailhac qui prédisait en 1893 que *bientôt Paris découvrirait la vallée d'Aure*.

---

(1) Tronçon de la route dite des Pyrénées. (Note de l'auteur.)

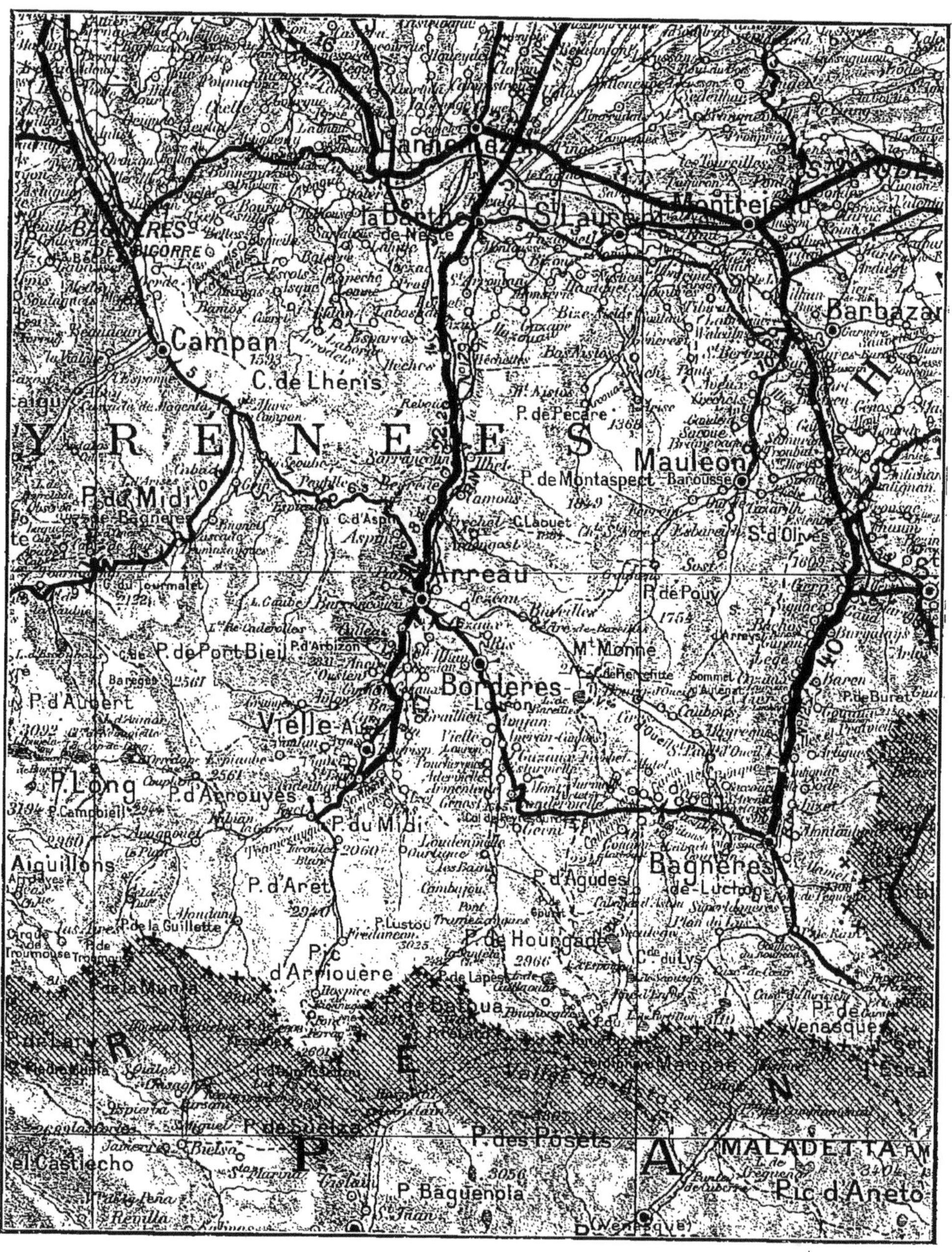

Carte géographique au 320.000 réduite. — Vue d'ensemble de la région,

Ce chapitre, qui a l'air d'une apologie, n'est cependant que l'expression de la vérité ; et si très souvent l'auteur se plaît à s'abriter derrière l'autorité de nombreux écrivains dont nul ne peut ni ne songe à récuser l'impartialité, c'est dans l'unique et le constant souci d'éviter les reproches ou la suspicion de quiconque pourrait croire qu'il écrit un plaidoyer *pro domo*.

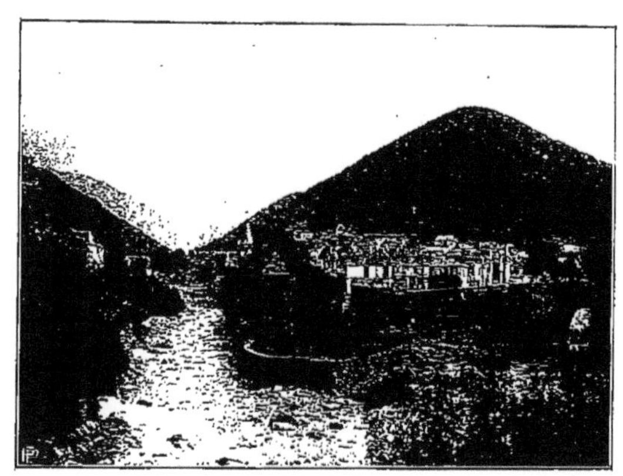

La Neste à Arreau. — Confluent.

Cependant écoutons le grand géographe E. Reclus : « La vaste vallée d'Aure, dit-il, qui se développe en un vaste demi-cercle au sud et au sud-est du massif pyrénéen, dominée par l'Arbizon et qui va rejoindre le bassin de la Garonne par une faille étroite ouverte à la base du plateau de Lannemezan, est l'une des plus remarquables des Pyrénées, non par la grandeur sauvage des tableaux, mais par la grâce des vallons et la noble élégance des perspectives. La vallée d'Aure et les diverses vallées tributaires, arrosées chacune par sa bruyante *Neste* (1), ont encore gardé dans presque toute leur étendue leur aspect primitif, car elles ne possèdent pas de ville. La Neste descendue de la vallée d'Aure, si large, si gracieuse, si pleine de lumière et de gaîté. Peu de régions françaises sont aussi riches en paysages où le charme des vallées contraste avec la puissance des monts. »

Et ce grand amoureux de la montagne que fut le comte Henry Russell : « Voyez la vallée d'Aure : où trouverait-on en en Suisse des teintes si chaudes, tant de lumière et de couleurs, de tels contrastes entre le soleil, la neige, les fleurs et la verdure ! »

Le grand peintre des Pyrénées, F. Soutras : « Que la vallée d'Aure est digne en toutes choses de son harmonieux et poétique nom ! S'ouvrant au sein de la grande chaîne, baignée par des torrents rapides et capricieux, bordée de hautes collines, coupée de mamelons couverts de bois, qui lui font autant de couronnes de verdure ; tantôt elle se resserre en gorges profondes, tantôt elle s'évase en spacieux bassins. Elle charme par la diversité de ses aspects et la sérénité de ses paysages, autant qu'elle étonne par la sévère majesté des montagnes qui l'encadrent. »

Nous aurions garde enfin d'oublier l'appréciation de l'aimable toulousain Jourdan : « La vallée d'Aure est l'une des plus belles que présentent les Pyrénées ; partout on y voit l'image de la fertilité. La grandeur, la variété des paysages y attirent les ar-

---

(1) Le mot Neste n'est pas un nom propre. Il signifie en patois rivière ou ruisseau de même que gave. (Note de l'auteur.)

tistes dont les crayons ou le pinceau viennent saisir et reproduire les formes majestueuses et les beautés naturelles que ces sites enchanteurs leur fournissent. »

Et voilà sans doute pourquoi le Dr Ticié, dans son ouvrage sur Capvern, disait : « Si nous rencontrions quelqu'un qui ne voulut faire qu'une promenade en voiture dans les Pyrénées, nous lui conseillerions celle de la vallée d'Aure. »

En plein midi, en effet, grâce à la fraîche brise du Nord, spéciale à ce charmant pays, les promeneurs abondent dans toutes les directions ; et certes, chacun peut y satisfaire largement sa curiosité : l'artiste, le poète, le philosophe, le naturaliste, l'artisan, tous y trouvent des merveilles à admirer ; et, c'est là, en dehors de la vertu thérapeutique des Eaux, un des puissants motifs qui devraient valoir à la source de Cadéac une plus grande quantité de baigneurs.

Que l'on soit prince de la politique, de la littérature ou de l'atelier, il faut venir à Cadéac pour sentir son enthousiasme renaître à la vue des beautés naturelles. Le ciel de Cadéac en possède assez pour se dispenser de l'intervention de l'Art ; et les vrais observateurs préféreront la noble simplicité de Cadéac et les aspects ondoyants et divers de la riante vallée d'Aure aux grandeurs travesties du Goût Moderne que l'on admire dans toutes les stations d'eaux minérales voisines. C'est là surtout qu'on peut contempler avec émotion et ravissement des paysages variés, les uns gracieux, les autres sévères, mais tous propres à réveiller la sensibilité endormie chez les spectateurs même les plus indifférents.

Ecoutez les étrangers qui l'habitent à la saison : ils vous disent à l'unanimité que ni Luchon, ni Bigorre, ni Cauterets, ni Barèges n'égalent en beauté le site enchanteur de Cadéac. Et puis voici où la considération utilitaire vient se mêler à l'agréable : le premier vous déclare que la sixième verrée de cette source l'a définitivement guéri de sa laryngite rebelle ou de sa bronchite tenace ; l'autre que le quatrième bain l'a débarrassé d'une dermatose invétérée ou qu'il ne ressent plus sa vieille arthralgie.

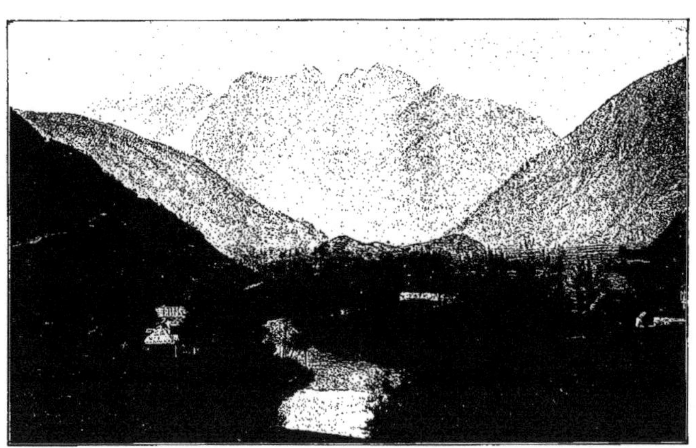

Sources de la rive droite.   NESTE.   Sources de la rive gauche.

Vue d'ensemble des deux sources de Cadéac.

PREMIÈRE PARTIE

PÉRIODE EMPIRIQUE

CHAPITRE PREMIER

EPOQUE ROMAINE

Environ 200 ans av. J.-C. à l'an 300 de notre ère.

Ce chapitre, dont on pourrait, à première vue du moins, contester l'utilité, présente cependant un intérêt scientifique qui le justifiera, j'espère, même au point de vue clinique.

Les légendes orales, les traditions locales, les documents inédits et les historiens eux-mêmes sont tous d'accord et unanimes pour donner à Cadéac une origine latine et faire des premiers habitants de la vallée d'Aure un peuple d'extraction mi-celtibérienne, mi-romaine.

Il serait trop long de rapporter ici les diverses versions qui font venir en terre d'Aure les *Arré-*

vasces, soit après la destruction de Numance (1), soit après la mort de Sertorius (2), soit après la bataille de Munda (3).

D'un autre côté nous n'avons pas voulu, comme certains auteurs, torturer César ou Strabon pour leur arracher, en dénaturant quelquefois leur sens, un aveu favorable ou simplement utile à notre cause.

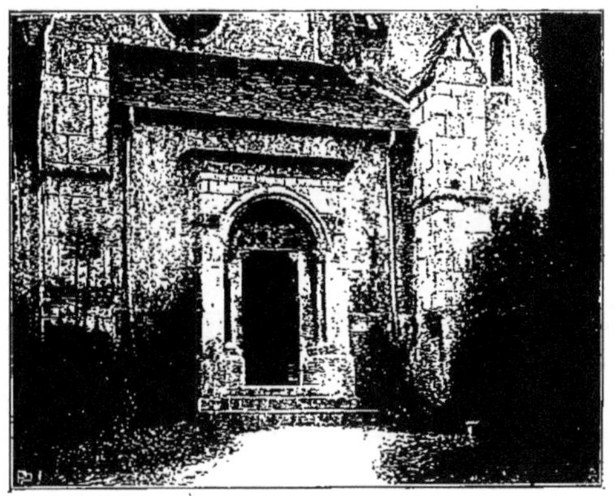

Portail de l'Eglise de Cadéac.

C'eut été d'ailleurs peine inutile, car, indépendamment des présomptions que nous exposerons plus loin, les Romains eux-même ont pris le soin de nous laisser une preuve irrécusable, et que le temps n'a pu détruire, de leur fréquentation aux Thermes de Cadéac.

En 1864, lors des démolitions partielles de l'église

---

(1) L'an 136 av. J.-C.
(2) L'an 73 av. J.-C.
(3) L'an 45 av. J.-C.

de Cadéac ; en 1865, lors des fouilles faites aux bains pour l'aménagement des eaux, les terrassiers étonnés, découvrirent des pierres de taille dont les faces portaient des inscriptions et des sculptures diverses, des morceaux de bassins pareillement sculptés, des débris de statues mutilées.

Il nous a paru intéressant de rapporter ici les photographies et les commentaires dont M. Sacaze

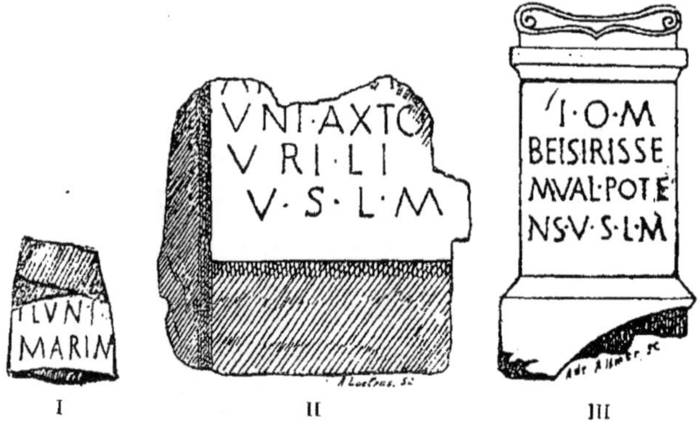

et M. Barry, professeur d'archéologie à la Faculté de Toulouse, firent suivre ces découvertes.

I. — Fragments d'autel, il ne reste qu'une partie du champ. Hauteur 0 m. 12 ; largeur 0 m. 09.

ILUNI   MARIN [US]
« *Au Dieu Ilunus Marinus.* »

II. — Fragment d'autel ; il ne reste qu'une partie de la base dont la face a été sciée. Hauteur 0 m. 36; largeur 0 m. 24.

A[ndosso] I[l]uni Axto [s]uri li[bertus] V. S. L. M. (1).

« *A Andossus Ilun, Axto, affranchi de Surus* avec une juste reconnaissance, en accomplissement d'un vœu. »

III. — Autel écorné à la base. Hauteur 0 m. 36; largeur 0 m. 18; épaisseur 0 m. 10.

J[ovi] O[ptimo] M[aximo]
Beisirissé M[arcus] Val[erius] Potens V. S. L. M.

à Jupiter très bon et très grand,
Beisirisse, Marcus Valerius Potens V. S. L. M.

IV. — Plaque votive brisée à la partie supérieure. Hauteur 0 m. 145; largeur 0 m. 20; épaisseur 0 m. 12.

sae, C. Cœlius Bassinus V. L. S. M.

V. — Fragment d'autel. Hauteur 0 m. 114; largeur 0 m. 125.

---

(1) Ces 4 lettres V. S. L. M. constituent une formule qu'on trouve reproduite invariablement sur tous les monuments religieux élevés en action de grâce aux divinités païennes. Elles ont été interprétées de différentes manières, voici leurs principales traductions :

1° *Vita salva luit merito :* Sa vie étant sauve acquitta sa dette de reconnaissance avec justice.

2° *Voto suscepto libens merito :* Vœu accompli en agissant volontiers et avec justice.

3° *Votum solvit libens merito :* Acquitta son vœu en agissant volontiers et avec justice.

4° *Votum solvit liberatus morbo :* Acquitta son vœu délivré de son mal.

5° *Votum solvit libero munere :* Acquita son vœu par cette libre offrande. (Note de Lambron.)

IADINI F
V. S. L. M.

VI. — Fragment de corniche et au-dessous les lettres suivantes gravées dans le champ. Hauteur
0 m. 16; largeur 0 m. 13.

RAP
NN

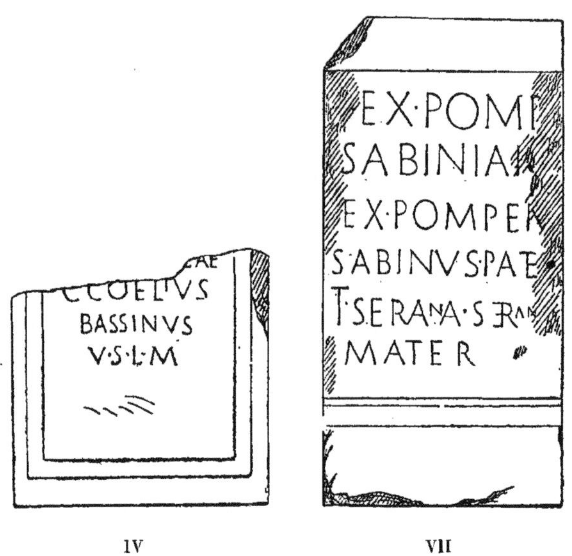

IV   VII

VII. — Autel dont la corniche a été sciée et la
base mutilée. Hauteur 0 m. 71; largeur 0 m. 36.

[S] EX. POMP [EIO] SABINIAN [O],
[S] EX. POMPEIU [S] SABINUS, PATER, [E] T,
SERANA, SERANI, MATER.

« *A Sextus Pompeius Sabinianus, Sextus Pom-*

peius Sabinus, son père, et *Serana,* fille de *Seranus,* sa mère. »

Que signifient ces divers mununents ? Avec Pline le Naturaliste et l'illustre Bordeu, que nous nous plaisons à citer, nous pouvons les considérer comme des ex-voto, et, y lire, sans crainte de se tromper, les remerciements et la reconnaissance des baigneurs guéris à la source divinisée de Cadéac. Il fallait, dit Marchant, une divinité nouvelle à un bienfait nouveau et c'est ainsi que les lieux thermaux se peuplèrent de Dieux. « *Augent numerum Deorum aquæ nominibus variis.* » *Pline.*

Ici se pose une nouvelle question : Ne pourrait-on pas croire à l'existence à Cadéac d'un peuple autochtone antérieur à l'arrivée des Romains ? Le nom même de Cadéac peut nous faire présumer du contraire. Si l'on veut bien nous permettre une explication étymologique, il est facile de se rendre compte que le nom de Cadéac, primitivement ortographié Cadiac (1), veut dire : Chute d'eau, *cadit aqua.* Or cette dénomination latine trouve sa parfaite justification dans l'étude paléogéographique de l'endroit. D'après une tradition locale, il aurait

---

(1) On écrit ainsi Cadiac :

a) En 1294 dans le procès intenté par Bertrand de Fumel aux Quatre-Véziaux, au sujet de la construction d'une cabane sur la haute montagne.

b) En 1316. Dom Brugelles cite *Magister Petrus Cadiaco notarius,* comme l'un des témoins qui prêta serment de fidélité à l'abbaye de Sarrancolin.

c) En 1367. Dans un vieux manuscrit latin de la mairie d'Azet, petit village de la vallée d'Aure, où l'on parle du camp retranché de Cadéac : *Castro Cadiaco.*

existé un lac dans la partie supérieure de la vallée d'Aure située immédiatement en amont de Cadéac et la digue rocheuse de *Pène-Tailhade* (1) aurait été abattue par la main de l'homme.

L'examen des lieux donne raison à la tradition, car le bassin qui s'étend en amont de Cadéac présente tous les caractères d'une ancienne cuvette lacustre, dont le trop plein s'écoulait en une magnifique cascade du haut du barrage naturel de Pène-Tailhade, fracturé sans doute pour donner une plus grande issue à l'écoulement des eaux.

Et le nom de Vallée d'Aure, ce nom qui est un symbole, n'est-il pas lui-même un certificat d'origine latine ? Ouverte du Nord au Midi, la vallée d'Aure est uniquement parcourue par la brise du Nord, qui s'y fait sentir quotidiennement de dix heures du matin à cinq heures de l'après-midi (2), et c'est à cette heureuse circonstance que la vallée d'Aure doit son nom heureux : *Vallis Auræ,* Vallée du Souffle.

A côté de toutes ces preuves ou présomptions, signalons encore que l'on trouve comme un reflet de l'ancienne Rome dans toute l'organisation politique, judiciaire et municipale du pays des Quatre-Vallées dont la vallée d'Aure est l'une et non des moindres (3).

---

(1) Pène est un substantif celtique qui signifie sommet, cime, lieu élevé. Encore conservé dans le patois d'Aure, de Bigorre et de Béarn.

(2) M. Lazerges, ingénieur, a donné dans le *Bulletin de la Société de Géographie de Toulouse de 1886,* une explication rationnelle et scientifique de ce phénomène.

(3) Les trois autres sont : Neste, Barousse et Magnoac. Ils formaient avec la vallée d'Aure une République indépendante et autonome qui conserva ses privilèges jusqu'en 1789.

CHAPITRE II

PÉRIODE BARBARE ET FÉODALITÉ

C'est d'une façon artificielle, mais logique néanmoins, que nous divisons ainsi en périodes l'histoire de Cadéac. Cette façon de procéder que l'on voudra bien excuser nous permet de rester d'accord avec l'ordre chronologique que nous avons adopté dès le début pour faciliter l'intelligence de notre texte.

L'absence de tous documents écrits nous permet de confondre, à partir du quatrième siècle, l'histoire de la vallée d'Aure avec celle de tous les peuples du versant septentrional des Pyrénées.

Victorieux ou vaincus tour à tour, mais toujours en lutte sans répit et sans merci avec le flot destructeur des Barbares : nous citerons avec Grégoire de Tours les Alains d'abord, puis les Suèves, les Vandales, les Goths ; ces derniers auraient édifié le château-fort de Cadéac vers 445 ; les Francs, en 636, et enfin l'immense vague Sarrazine qui franchit les Pyrénées en 712 ou 719 et dont les dernières convulsions agoniques se produisirent en l'an 1012 au *Camp Batalhe de Cadéac.*

Pendant ce temps, vers le milieu du huitième siècle, lors de la grande irruption des Maures les Aurois (1) commencèrent à s'inquiéter d'un tel voisinage et se montrent tout d'abord jaloux de leur indépendance. Néanmoins, ayant été à la même époque cruellement éprouvés par une épidémie funeste, ils se virent obligés de s'allier avec le roi d'Aragon. C'est à l'occasion de ce fléau que furent détruits les bains de Cadéac dont les décombres furent totalement dispersés : ainsi disparut toute trace de leur ancienne splendeur.

Une vieille chronique rapporte qu'une épidémie funeste faisait de grands ravages dans le pays des Quatre-Vallées, et que le mal ayant paru atténué par l'usage des Eaux de Cadéac, les pestiférés y affluèrent en si grand nombre, que les habitants de Cadéac, saisis de terreur et de rage à la vue de l'encombrement produit dans leur localité détruisirent entièrement les bains pour éloigner les malheureux.

C'est ainsi que par un acte de vandalisme des plus inhumains, fut enlevé un soulagement aux malades ; ce qui empêcha les anciens établissements d'arriver jusqu'à nous.

---

(1) Habitants de la vallée d'Aure.

CHAPITRE III

CHRONIQUE
DE LA REINE JEANNE DE NAVARRE
(XIVe siècle)

L'auteur de l'*Itinéraire des Hautes-Pyrénées* donne déjà en 1819 ce document trop intéressant pour ne point trouver place ici.

Cadéac. — Époque de sa fondation et de la découverte de ses eaux minérales. — Leur analyse et leurs propriétés reconnues à la même époque.

Les deux sources minérales de Cadéac, dans la vallée d'Aure, eurent aussi de la célébrité autrefois. Elles coulent, l'une sur la rive droite, l'autre sur la rive gauche de la Neste, à une petite distance d'Arreau. On lit, dans une vieille chronique, qu'une reine de Navarre, attaquée de la lèpre, y trouva, en 1350, sa guérison, qu'elle avait en vain cherché à Bagnères et à Cauterets. En reconnaissance, elle y fit bâtir un étalissement, pour qu'on put commodément en faire usage.

Nous allons citer littéralement ce manuscrit que le hasard nous a procuré, et dont le style prouve assez l'antiquité et l'originalité.

Chronique, Analyse et Destruction du Bain de l'Eau minérale, au lieu de Cadéac, dans la vallée d'Aure.

« Pour bien entendre ce mémoire, nous devons commencer à prendre l'origine de la vallée d'aussi loin que nous pourrons c'est pourquoi il faut savoir que cette vallée fut habitée, dans son principe, par les Arrevasces. Ils lui donnèrent ce nom du vent doux, appelé en latin *aura tenuis*, qui souffle chaque jour dans cette vallée. Ceux-ci bâtirent la ville d'Arreau, et de là Arreau tire son nom des Arrevasces.

Les Arrevasces se trouvèrent à Lyon-de-Comminges (aujourd'hui Saint-Bertrand), contre Pompée, étant joints aux trois vallées, l'empêchèrent de percer jusqu'aux Pyrénées et s'opposèrent à son passage. Ils bâtirent, pour cet effet, Cadéac, Grézian, Azet, Stansan, Bourips (1) et autres châteaux. Ces Arrevasces se convertirent à la foi, et ceux de Comminges aussi, par saint Sernin, anciennement saint Saturnin. Saint Exupère étant fait patron de la vallée d'Aure, naquit à Arreau. Il fut évêque de Toloze et délivra cette ville de la fureur des Vandales. Dans ce temps, les Arrevasces et les Commingeois s'étant acquis un grand nom, Cudo, chef de Gascogne, appela les Sarrazins en France, étant accompagnés d'Abderamus ; mais les premiers furent détruits et le second tué. Sanctius Abarca, roi, ayant mis en fuite ces Sarrazins, après avoir pris Naval, ils entrèrent dans la vallée d'Aure par la montagne d'Ordisset (2), surprirent Aure par cette montagne.

---

(1) Villages de la vallée d'Aure qui subsistent encore de nos jours.
(2) Aujourd'hui *Port d'Ourdissettou*. V. carte géographique, page 21.

On munit tous les passages. La vallée d'Aure, supérieure et inférieure, se mit sous les armes ; des hommes illustres, tant du pays que des étrangers, bâtirent plusieurs autres châteaux, comme Bazus et autres ; y ayant resté quelques années, et ils y bâtirent aussi des maisons pour y être plus en sûreté. De là vient plusieurs villages qui portent le nom de ceux qui bâtirent ces forteresses. Ils commandaient de là contre les Sarrazins, pour défendre la vallée, où il reste encore des maisons de ces héros, Stansan, Bourips, Grézian, ainsi des autres. Tous ces grands hommes, accompagnés du peu de nouveaux habitans de cette vallée, se jettèrent sur les Sarrazins. Ils en tuèrent partie à coups de flèches et partie à coups de bâtons.

Il arriva à leur secours gens du côté d'Uzet (1), d'Arreau et de Sarrancolin, dom Sanctius Abarca y arriva aussi, et cela vers l'an MXII. Il bâtit le château de Abarca, entre Ancisan et Guchen, sur les tertres qui sont vis-à-vis le sentier de la Hourquette, entre Ancisan et Austen (2). S'étant ainsi alliés, ils prièrent Dieu et saint Exupère ; ils battirent les Sarrazins, les obligèrent de s'enfuir et de se cacher dans les cavernes.

Abarca s'en alla ensuite dans le Lavedan, au secours de Sanctius, roi de Navarre, en mémoire de la délivrance de la vallée, qui se fit par l'intercession de saint Exupère. On bâtit une église à Arreau, où il n'y avait qu'une chapelle à l'honneur de ce saint. Abarca fut choisi pour seigneur de la vallée, à cause de son grand courage, et saint Exupère comme libérateur.

Après ces guerres arriva Ramire, fils de Sancius, roi d'Arragon, grand seigneur d'Aure et des vallées, lequel mourut l'an MLXVII. Ce même Sancius bâtit le château de Labarthe, où il habita ; mais son séjour ordinaire était auparavant au château d'Arreau, et du depuis à Bramabaque (3). Après sa mort,

______

(1) Azet, sans doute.

(2) Ousten. Il ne reste plus pierre de ce château. Seule la tradition locale en garde encore le souvenir.

(3) Aujourd'hui Bramevaque, canton de Mauléon-Barousse (Hautes-

on le transporta à Saint-Bertrand, où on l'ensevelit. Du depuis,
ses descendans eurent le titre de comtes de Labarthe et seigneurs des quatre vallées, savoir : Aure. Magnoac, Neste et
Barousse, jusques à ce que Arnaud-Guilhaume de Labarthe
n'eut pour succession qu'une fille, appelée Brunissande,
laquelle, vers l'an M.CC.LXIII épousa Bertrand de Fumel,
qui, n'ayant d'autre titre que celui de Baron, ne voulut avoir
que celui de baron de Labarthe, lequel nom de baron seulement tous les seigneurs successifs des quatre vallées ont porté
jusqu'à l'an M.CCCXC.VIII, auquel Jean de Labarthe mourut sans enfans, établit pour son héritier Bernard, comte
d'Armagnac. Guilhaume de Sailha (1) un des premiers de la
vallée, et seigneur de Sarrancolin, avertit le comte d'Armagnac
de la succession que Jean de Labarthe lui avait laissé. Le
comte vient dans le pays, où Guillaume de Sailha le reçut avec
beaucoup de gloire.

Bernard, comte d'Armagnac et baron de Labarthe, monta
dans la vallée, où il fut reçu magnifiquement, et surtout à
Arreau ; tout ce qu'il y avait de plus grand, lui fut au-devant.
Car le long du chemin de Sarrancolin jusqu'à Campadiu et à la
Hilhère (2), les chemins et les champs étaient remplis de cava-
liers et d'autres citoyens, qui avec de grandes acclamations de
joie, reconnurent ledit comte pour baron de Labarthe, et seigneur des quatre vallées. On a mis cette chronique de la
vallée pour prouver l'ancienneté de ladite eau minérale ;
puisque ces premiers, en commençant à cultiver ladite vallée,
en firent la découverte ; mais ne sachant en faire usage, ne tin-
rent aucun compte jusques à l'époque tout à fait marquée
de M.CCC.L. Charles, roi de Navarre, était fils de Louis
comte d'Evreux, et de Jeanne, fille du roi Louis-Hutin, qui

Pyrénées). Le *Gallia christiana* dit que ce château fut bâti vers la moitié
du onzième siècle par Sanche de Labarthe. seigneur des Quatre-Vallées.
  (1) Sailhan, village en vallée d'Aure.
  (2) Ces lieux, situés à un kilomètre en aval de la ville d'Arreau, portent
encore cette même dénomination. V. carte géographique page 21.

par permission de Philippe le Long, son succédant à la couronne, demeurerait reine de Navarre. Et par ce droit Charles son fils, portait et le titre et l'effet de ce royaume, avec plusieurs autres grands avantages, prince du sang royal et de père et de mère et beau fils du roi Jean II roi de France, ayant épousé sa fille unique Jeanne, laquelle se trouvant attaquée de la lèpre, pour ainsi dire toute couverte, ayant appris que dans la vallée d'Aure, au district de Cadéac, il y avait des eaux minérales; après avoir fait les essais de celles de Bagnères et de Cauterets, qui ne lui réussirent pas, résolut de venir faire usage de celles de Cadéac; et s'y étant transportée, elle en prit en boissons, et notamment en bains. Laquelle après un court délai se trouva radicalement guérie de sa maladie. Ce fut pour lors qu'elle donna ordre de cultiver ledit bain, et entre autres choses, des cuves pour pouvoir prendre des bains avec toute commodité.

M. de Baglivius, fameux médecin et très habile chimiste, qui était à la suite de cette reine, voyant la cure pour ainsi dire miraculeuse, à l'endroit de cette reine, se crut obligé de prendre la peine de faire l'analise de cette eau. Pour cet effet, il commença par examiner quelle est sa nature et son caractère, quelles en sont les différences et quelles sont les maladies qu'elle peut combattre, quelles dispositions on doit porter à leur usage et avec quelle précaution il faut en user.

Il y a deux espèces d'eaux minérales naturelles : les unes sont appelées minérales acidules, et ce sont celles qui sont uniquement chargées de ce qu'on nomme proprement minéral; comme le souffre, le bithume, le nitre, le vitriol, l'alun, l'antimoine, etc.

Les autres sont celles qu'on appelle métalliques ou thermales : celles-ci, outre qu'elles sont toujours chargées des parties de quelqu'un des susdits minéraux, charrient encore quelque partie métallique. On a coutume d'appeler les eaux minérales, tantôt bithumineuses, tantôt vitrioliques, ferrées, antimoniales, nitreuses, etc., selon le minéral dont elles sont empreintes, ou selon que quelqu'un des susdits minéraux y prédomine.

On considère deux choses dans les eaux minérales, la partie aqueuse et la partie minérale. La partie aqueuse est toujours la même : c'est une eau qui a été purifiée, et qui s'est déchargée du sel marin dont elle était empreinte et des autres alliages grossiers.

La partie minérale est ce que les minéraux avaient de plus délié et de plus mobile et de plus subtil, qu'on peut appeler, comme certains ont fait, mais dans un sens bien différent, l'esprit des minéraux. Car il ne faut pas s'imaginer que le fer, par exemple, qui se trouve répandu dans certaines sources minérales y soit contenu en des molécules considérables ; ce sont des parties de fer d'une ténuité et d'une souplesse qui égale tout au moins la petitesse et la ténuité des parties aqueuses, et qui n'avait pas encore reçu le degré de liaison et de solidité qui est naturelle aux métaux, en un mot, c'est un fer liquide et subtil.

C'est à cause de cette souplesse et ténuité des parties, que le fer s'étend d'une manière insensible dans les parties des eaux minérales ferrées : elles ont la vertu de désobstruer et d'absorber, de subtiliser et de volatiliser la masse du sang, participant au mouvement fluide, et qu'elles ont d'ailleurs beaucoup de volatilité. Ayant continué son analise, il prit certaine quantité d'eau. Il en fit la distillation à petit feu, jusqu'environ la quarantième partie ; il plaça le résidu en cinq vaisseaux différens ; il jeta dans le premier de l'esprit volatil du sel ammoniac, dans le second de l'esprit du sel, dans le troisième de l'infusion de noix de galle ; il mit le quatrième vaisseau dans un lieu frais sans y rien mêler, et l'y laissa pendant vingt quatre heures sans le remuer de peur d'interrompre la cristallisation ; enfin il fit évaporer le résidu du cinquième vaisseau jusqu'à siccité.

L'esprit volatil ou sel ammoniac excita une grande fermentation et brouilla fort la liqueur. L'esprit du sel n'excita qu'une fermentation presque insensible, laquelle se clarifia d'abord, et il se fit incontinent une précipitation de petits flocons qui, s'étant réunis, formèrent une matière glaireuse qui avait à peu près le même goût et la même couleur que les glaires qu'on rencontre à côté des sources, étant un peu plus piquante sur la langue. L'infusion de noix de galle ne produisit aucun changement, il trouva que le résidu du quatrième vaisseau avait fait une précipitation d'une matière glaireuse, sur laquelle il fut impossible de faire aucune expérience, ni avec le sel de tartre, ni avec la teinture de tournesol, ni en le jetant dans le feu, ni autrement.

Enfin il éprouva le résidu du cinquième vaisseau, qu'il évapora, jusqu'à siccité : il avait un goût extrêmement piquant. Cela lui fit conjecturer qu'il y avait quelque sel, et il reconnut d'abord que c'était un sel vitriolique : car ayant délayé une partie de ce résidu desséché dans l'infusion de noix de galle, elle se teignit d'un grand noir.

Finalement, il délaya dans l'eau de fontaine une autre partie de ce résidu desséché, et ayant jeté partie de cette dissolution dans l'esprit du sel ammoniac, partie dans l'esprit du sel, il remarqua que ces deux mélanges fermentaient également, et que les précipitations qui survinrent étaient purement salines, friables et non glaireuses, ce qui confirme que le feu enlève pendant l'évaporation la partie du souffre la plus considérable; et voilà ce que l'analise chimique a découvert.

Il fit l'expérience qu'ayant laissé reposer de cette eau dans un vaisseau, elle précipite une toile grasse et épaisse, de même, elle imprime à l'argent une couleur noire tirant sur le rouge, ce qui est le propre des matières soufrées ; enfin elle a un goût de soufre assez fort qu'on jugerait, à la goûter et la sentir, qu'elle n'est qu'un souffre dissous. Joignant maintenant ce qu'on vient d'apprendre par le sens à ce que la chimie a fait voir, l'on aura une démonstration parfaite de l'existence du souffre dans cette eau. Il expérimenta encore qu'elle avait outre le goût du souffre, quelque chose ds sucrin : c'est ce qui lui fait dire, et que telle est son opinion, que ladite eau contient plus de souffre que tout autre minéral. Trois parties, par exemple, de souffre, une et demie de fer et une de vitriol.

Les propriétés de ladite eau étant prises intérieurement, sont de réparer l'estomach, d'enlever les obstructions des viscères, de pousser par les urines, de corriger l'âcreté et la

saleure du sang , de le revigorer et déterger les ulcères inté-
rieurs. Mais l'expérience montre qu'elle a ces propriétés d'une
manière toute excellente et toute extraordinaire.

Ladite eau n'est pas moins efficace pour réparer le désordre
de l'estomach venant du relâchement de ses fibres, ou de la
faiblesse du ferment stomacal, ou de quelque altération qui
surviendrait à celui-ci, par l'alliance de quelqu'autre récrement
retenu dans la masse, comme la bile, l'urine, ou le ferment
utérin ; même la vertu de détruire et d'absorber ce qui donne
lieu aux obstructions. Il veut dire les sels acides, grossiers et
les aigreurs et viscosités qui épaississent les liqueurs. Elle a
encore celle de briser la tissure du sang et des récremens
tant par sa figure alkaliniforme, que par la grande quantité du
mouvement dont la masse le rend susceptible. Il n'est pas
surprenant que ladite eau soit propre à enlever les obstructions puisqu'elle contient du fer.

La propriété de ladite eau, prise extérieurement et pour ce
qui cause les douleurs rhumathiques, sont ordinairement des
sérosités salines qui se répandent dans les parties membraneuses, il suit que tout ce qui empêche le dépôt de ces sérosités, ou étant répandues les dissipera, ou ne les dissipant pas
en adoucira l'acreté. Cela sera propre à enlever les douleurs
rhumatiques.

Or ladite eau, prise extérieurement en forme de bains, a ces
trois vertus : la première, donne lieu au dépôt des sérosités
sur les parties membraneuses, c'est le relâchement particulier
de ces parties ; et comme ladite eau contient un soufre volatil,
elle est très propre à remédier à ce relâchement, et par consé·
quent à dissiper ou à suspendre le dépôt des sérosités.

La seconde. Elle ne peut être propre à remédier au relâchement des parties membraneuses qu'en ce qu'elle résolve l'humidité qui les imbibe et cette humidité n'étant pas plus aisée à
résoudre que les sérosités, au dépôt desquelles elle a donné
lieu, il suit qu'elle sera également capable de résoudre les
sérosités qui sont la cause prochaine des douleurs rhumatismales, et l'humidité qui en a été la cause occasionelle.

La troisième. Le soufre étant de tous les principes, le plus propre à modifier les sels du sang, et celui que ladite eau contient d'un côté volatil et de l'autre fort pénétrant, à cause des autres parties minérales qui le tiennent dans une extrême division ; il suit qu'il s'insinuera aisément dans le corps, qu'il y adoucira l'acreté des sérosités répandues et qu'il enlevera par cet endroit les douleurs rhumatiques.

Il faut remarquer que lorsqu'il a voulu parler de la faiblesse des fibres et des nerfs, il a entendu parler aussi de la froideur, stupeur et engourdissement des parties comme provenant d'une même cause.

Elle a tant d'autres vertus, comme dans l'asthme de quelque nature qu'il soit, parce qu'étant propre à réparer le vice de l'estomach, à enlever les embarras des poumons, à tempérer l'effervescence du sang ; par lesquelles trois causes, ou par quelqu'une d'icelles tous les asthmes sont produits.

Elle a la vertu dans l'épilepsie, mélancolie, céphalagie habituelle, parce qu'elle est propre à subtiliser et purifier la masse du sang, et à corriger les premières voies.

Il y a une infinité d'autres maladies auxquelles ladite eau convient ; mais comme je n'ai fait que prendre le précis de quelques-unes de l'analyse dudit sieur de Baglivius, je renvoye le lecteur apres son ouvrage.

Comme cette eau s'était acquis une tres grande réputation, en sorte que même celles de Bagnères venaient pour ainsi dire à chômer, on a voulu prétendre que ce bain a été brûlé et démoli tout à fait par pure jalousie ; on n'a point mis aucune époque à cette destruction. »

Les eaux minérales de Cadéac, soumises aux procédés de la chimie moderne, ont donné les résultats suivants :

Ces eaux sont sulfureuses, froides ; on pense qu'en les poursuivant dans la roche, on pourrait les obtenir chaudes. Les médecins leur accordent une grande efficacité pour les maladies cutanées et la suite des blessures.

Elles ont pour principes constituants :

De l'acide hydro-sulfurique ;
Du deuto-sulfate de sodium ;
De l'hydro-chlorate de sodium ;
De la silice.

Le souvenir du passage de la reine Jeanne à Cadéac est encore conservé dans ces expressions populaires couramment employées par les habitants de la vallée d'Aure :

Çà date du temps de la Reine Jeanne.
Parler du temps de la Reine Jeanne.

CHAPITRE IV

CHRONIQUE DE MARGUERITTE DE VALOIS
(XVIᵉ siècle).
CHRONIQUE DE DOM ESTIENNOT
(XVIIᵉ siècle).

1° Après l'histoire de la reine Jeanne de Navarre, et, puisque l'on aime d'ailleurs à fréquenter les lieux où passèrent les Rois et les Grands de la terre, l'on nous saura gré de parler ici un instant de l'époque où vivaient sous les verdoyants ombrages de Cadéac la joyeuse cour de l'aimable Marguerite, sœur de François Iᵉʳ, chérie des muses et son ami le très aimable et très galant poète Clément Marot.

Or il advint, au dire de la chronique, que les illustres poètes provoquèrent leur spirituel serviteur Bonaventure Desperriers à un combat poétique afin de le dédommager du regret qu'il éprouvait de n'avoir pu assister au sein des Pyrénées à une joute chevaleresque.

Clément Marot composa la Balade de *S'Amie*

bien belle; Marguerite l'*Histoire des Satyres et des Nymphes de Diane,* à quoi Desperriers répondit par *Un Jour de May.*

Nous ne pouvons rapporter ici ces trois pièces poétiques, cela nous entraînerait trop loin et n'augmenterait en rien la valeur de nos arguments cliniques.

2° Le hasard qui sourit parfois aux « rats » de bibliothèque a mis entre nos mains un document d'une haute valeur historique et qui trouve sa place ici. Dans son ouvrage inédit *Antiquitatum in Vasconia Benedictarum,* « Antiquités bénédictines de Gascogne », deux volumes, MDCLXXX, manuscrit de la Bibliothèque Nationale, n° 12.752, Dom Estiennot, bénédictin, parlant du prieuré de Sarrancolin, dit : « *Valle abundanti, pingui, nec in amœna, sed asperis montibus Pyreneis, procul Salancolinensi oppido, etiam modo populoso et munito extant balneares aquæ saluberrinæ. V. (1). Calidæ aquæ Cadiaque* ». Folio 253.

Traduisons et nous verrons que les vertus de la nymphe de Cadéac et les beautés de la vallée d'Aure étaient appréciées dès cette époque lointaine : « Située dans une vallée abondante, fertile et agréable, entourée de montagnes sauvages : les Pyrénées, la ville de Sarrancolin est bien habitée et bien fortifiée ; tout près se trouvent des Eaux bienfaisantes vulgairement appelées Eaux de Cadiac. »

Une pareille affirmation peut se passer de tout commentaire même flatteur.

---

(1) V. abréviation de *vulgo.*

CHAPITRE V

XVIIIe SIÈCLE

CERTIFICATS DIVERS. — MANUSCRIT INÉDIT
EXPÉRIENCES DU Pr DUBERNARD
APPRÉCIATION DE CARRÈRE

A dater de cette époque les documents deviennent plus nombreux : ce sont d'abord des attestations médicales de guérisons authentiques. Nous rapportons ici ces preuves sans discussion, ni paraphrase complémentaire.

Dans l'ordre chronologique on trouve d'abord :

En 1721 : Ribat, chirurgien-juré, soumet une malade atteinte d'une maladie du foie à l'action de l'eau « de la fontaine du sieur Balès de Cadéac » (1), prise à l'intérieur, et note malgré la saison (Noël), une amélioration immédiate et soutenue, après avoir vu échouer tous les autres moyens de guérison.

---

(1) La source Balès est celle de la rive droite.

Deuxièmement : « Nous, Bernard Ribat, chirurgien-juré, certifions que l'année 1750, au mois de juin, jour de la Saint-Jean, Jeanne-Marie D..., femme de J. Ch..., âgée de 45 ans, avait passé environ de 15 ans, sans avoir esté de ces purgations, quoyque mariée et avoyr eu fait deux enfants. Elle se détermina à aller boire les eaux du sieur Balès, de manière qu'à la première des trois prises qu'elle fit, elle se trouva engourdie ; enfin le quatrième jour, elle se trouva toute baignée de sang ; depuis elle a fait deux enfants se portant bien.

Signé le présent de mon seing ordinaire.

Signé : RIBAT, le père.

En 1750, un homme fut débàrrassé de la pierre par l'usage interne des eaux de Balès.

Certificat de Ribat, chirurgien-juré.

« Il est de notoriété publique, écrit à Cadéac, ce 23ᵉ mars 1752, G. Boucles, médecin, que les eaux du village de Cadéac dans la vallée d'Aure, ont esté réputées efficaces pour les maladies invétérées de la peau, de temps immémorial.

« Il règne une tradition qu'une certaine reine fut guérie de la lèpre par l'usage de ces eaux ; quoi qu'il en soit, il est bien sûr que la tradition de la vertu de ces eaux est fondée dans la vérité puisqu'aujourd'hui il est rare qu'elles manquent les maladies galeuses et dartreuses de la peau.

« Le propriétaire du champ où coulaient ces eaux, voyant les cures qu'elles opéraient, se déterminà à les ramasser, les faire conduire par des tuyaux et à les enfermer dans un bâtiment pour les garantir de la pluie et pour la commodité des bains. En creusant il a trouvé des anciens fondements que l'on a reconnu estre l'ouvrage des Romains. Il semble que la nature a combiné dans ces eaux toutes les vertus nécessaires pour les rendre souveraines. Il serait à souhaiter, pour le bien public que des médecins célèbres et des personnes de haute considération fussent témoins des cures que font ces eaux, afin que ceux qui languissent en profitassent, car la volupté cause les mêmes effets dans les riches que la misère chez les pauvres.

« Ces eaux sont savonneuses comme celles de Plombières ; elles ont la même odeur de foye de souphre que celles de Cauterets, où il semble qu'un esprit sulfureux soit uni dans les entrailles de la terre avec un alkali fixe, naturel, pour former le plus grand des obstructifs connus.

« Elles sont froides et peuvent souffrir le transport, si bien qu'après des expériences faites, on voit que leur séjour dans les bouteilles et même à l'air libre, n'y cause aucun changement.

« Elles ne contiennent point de fer, par conséquent il n'y a rien à craindre pour les poumons délicats, au contraire, l'expérience fait voir qu'elles sont excellentes pour certains asthmatiques ; au reste, on ose dire que tout connaisseur en ces matières ne sera point surpris de ce que nous avançons en faveur de ces eaux, lorsqu'il saura qu'elles sont sulfureuses, alkalines, savonneuses, purgatives, froides et sans fer. »

Armand Fornier, avocat du roi en la sénéchaussée des Quatre-Vallées, a été débarrassé par l'usage des eaux de Balès, après avoir inutilement essayé de tous les autres remèdes, « du sang hémorroïdal, d'un gonflement de la rate, d'un crachement de sang se présentant tous les mois, d'une oppression. Ces eaux lui firent encore jeter du sable par les urines. »

« Je me suis bien trouvé de l'usage de ces eaux ainsi que toute ma famille, et notamment une de mes filles, dont le sang hémorroïdal était suspendu, et, par l'usage des dites eaux, il a très bien flué. »

(Déclaration authentique du 30 juin 1753).

Certificat de Couget, chirurgien-juré, du 18 juin 1754, dans lequel il déclare s'être bien trouvé de l'eau de Balès dans des cas de *douleurs rhumatismales, affections de poitrine, rétention d'urine, pierre, sable.*

Enfin par son certificat du 25 août 1764, Tapie, maître en chirurgie, déclare qu'un jeune homme atteint de maladie vénérienne compliquée, vit son mal résister à tout espèce de traitement. Ce mal cessa par l'usage des eaux de Balès prolongé depuis le 12 juillet jusqu'au 22 août 1764. Tous les accidents s'arrêtèrent alors pour ne plus reparaître.

« C'est ce qui prouve, dit Tapie, que le seul usage de ces eaux est capable de guérir toutes sortes de maladies vénériennes, quelqu'invétérées qu'elles soient. »

Ici se place un vieux manuscrit inédit que nous sommes heureux de mettre sous les yeux du lecteur. Ce document est incomplet, et malheureusement ! car l'intérêt et le plaisir qui s'en dégagent à la lecture, nous font regretter encore plus vivement les feuillets qui n'ont pu résister aux vicissitudes du temps.

Les pages absentes portaient sans doute et le nom de l'auteur et l'époque à laquelle il écrivait : le premier est impossible à retrouver aujourd'hui ; en revanche on peut, d'après deux données du contexte, que nous signalerons en passant, assigner une date à cette intéressante pièce : l'an 1760 environ ; et, l'avis autorisé d'un épigraphiste judicieux concorde bien avec cette indication.

Voici ce document *in extenso :*

PRÉFACE

De tous les objets qui méritent le plus d'attention et dont l'application me parait la plus utile et la plus intéressante, c'est bien sans contredit celle qui a pour bût notre conservation, surtout la santé, le seul bien réel dont on puisse jouir, sans lequel il est impossible de trouver quelque douceur dans les autres.

Les médecins toujours attentifs aux besoins de la nature s'occupent par des soins continuels à la recherche des moyens curatifs et préservatifs pour rétablir et conserver l'équilibre dans toute la machine ; ils cherchent non seulement dans les animaux et les végétaux, mais même dans les eaux minérales, des secours propres à réparer nos santés délabrées.

CHAPITRE PREMIER

Animé par les cures merveilleuses que celles de Cadéac ont opéré depuis plusieurs années, je me propose de donner au public une juste idée des principes qui les composent et de les relever de leur décadence que l'ambition et la jalousie des hommes commencèrent d'occasioner par leur destruction, et que la révolution d'une infinité d'années, et des siècles entiers consommèrent au moyen du terrain voisin dont la chûte étouffa des sources si salutaires.

Différer la publication d'un remède si efficace, il y aurait un plus inconvénient ; tandis que bien des malades qui gémissent depuis longtemps dans des maladies languissantes pourraient en retirer un prompt secours.

La faire aujourd'huy, c'est mon grand empressement tandis que une infinité des personnes avoueront que j'écris bien moins en historien éloquent qu'en observateur fidèle.

Quoyque les preuves de la construction et de l'existence de ce bain dont on a trouvé des monumens antiques, ayent péri par les vicissitudes du tems ; ce qui a échappé à ses coups constate qu'il existait au commencement du seizième siècle par les guérisons qu'il opérait alors. On trouve dans les écrits un Gassendi médecin attaqué d'une maladie cutanée caractérisée de dartreuse qui en ayant fait usage à différentes reprises fut radicalement guéri de cette maladie si rebelle à toute sorte de remèdes et dont les progrès se sont aujourdhuy si fortement multipliés.

Comme la médecine pour la cure de la plupart des maladies tire des eaux minérales des puissants secours, un médecin doit tâcher d'en connaître la nature, et les qualités pour en prescrire l'usage suivant la cause du mal.

Leur analise qui est une des recherches chimiques exige beaucoup d'attention de la part de ceux qui se y livrent. Pour y procéder avec ordre ; il faut premièrement connaître la pesanteur de l'eau qu'on veut examiner à l'aide d'un aréomètre, sa température au moyen d'un thermomètre. Secondement on doit examiner la couleur de l'eau, son degré de transparence, son odeur, sa saveur, les qualités du sédiment si elle en dépose, troisièmement enfin connaître les minéraux qu'elles contiennent ; nous tâcherons de donner raison de tous ces faits.

Les preuves certaines de leur efficacité ont engagé un particulier (1) aussi généreux que zélé pour le bien de l'humanité de faire reconstruire à gros frais un édifice pour lequel il n'a

---

(1) M. Ducuing d'Arreau. — Note de l'auteur du manuscrit.

rien négligé pour l'agrément ni la commodité des personnes qu'une confiance bien placée pourrait y attirer.

Pour suivre notre plan, nous allons faire précéder notre analise d'une description topographique des lieux et de quelques remarques chroniques de la Vallée d'Aure.

Cette petite contrée dont les Pyrénées font la séparation de l'Espaigne est cependant une des Quatre-Vallées ; elle est assés agréable et assés fertile en grain, en foin et en paturages propres à nourrir des bons chevaux, des bœufs et du bétail à laine.

Sa position forme un bassin dont les bords présentent un rideau où les points de vue sont merveilleusement variez par des hautes montaignes, des bois, des tertres, des prairies, des ruisseaux, des villages, des villes et des chateaux placés de côté et d'autre de la Neste et l'ensemble compose une belle vallée d'environ quatre lieues.

Le chef-lieu de la vallée d'Aure est la ville d'Arreau où se tient un beau marché tous les jeudis et 4 belles foires chaque année... ses habitans sont honnêtes, affables et dépositaires des archives des Quatre-Vallées, Aure, Magnoac, Neste et Barousse. Un sanctuaire dressé dans l'hotel de ville a l'honneur de Thémis où ses ministres punissent le crime et la mauvaise foy et protègent l'innocence, un bureau de controlle, un entrepôt de tabac et la tenue des assemblées générales du pays sont les attributs de ses prérogatives.

Nous sçavons, d'après tout ce que les antiquaires ont dit, que Sanché le grand, fils de Garsias et petit-fils de Sanché Abarca, vivait au dixième siècle ; il mérita le nom de Sanché le grand à cause de sa valeur, parce qu'il réunit à la couronne d'Aragon plusieurs états d'Espaigne ; il conquit aussi la Gascogne et la Byscaïe par la victoire qu'il remporta sur les infidelles : il chassa les Maures et les Sarrazins du pays des vallées de Cominges où ils s'étaient réfugiés et qui avaient inondé l'Acquitaine.

C'est par la vallée d'Aure que Sanché vint fondre sur eux, en traversant les Pirennées du côté de la montaigne d'Ordicette (1). A ses troupes se joignirent les braves du pays commandés par le vaillant chevalier de Grézian.

Le premier combat qui se livra fut auprez du fort de Cadéac; les barbares se trouvant envelopés entre deux feux furent poussés par les vives attaques des troupes de Sanché jusqu'au village de Cadéac d'où ils furent repoussés avec force par une multitude de gens qui s'y étaient procurés d'invincibles retranchemens, et livrés à la fureur du soldat, bientôt un feu rapide et meurtrier en fit un terrible carnage; et le glaive tranchant

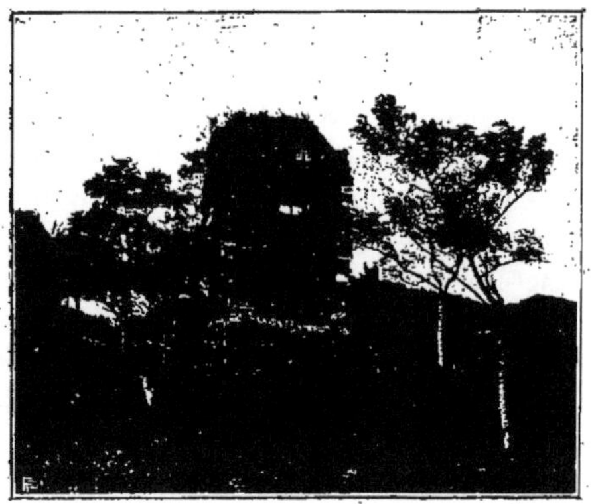

Ruines du Fort de Cadéac.

finit de moissonner ce que le feu n'avait pas encore détruit. Sanché devint par ce moyen maître de la haute Guiène en mille douze presque sans coup férir.

Cette action qui fut des plus vives et des plus sanglantes dans laquelle les infidèlles furent entièrement détruits devint également funeste à Sanché. La première passion des grandes âmes fut toujours de voler où l'honneur et le devoir les appelle. Notre héros se laissant emporter par son ardeur ne balance point de s'exposer aux hasards des combats; il en éprouve

---

(1) Aujourd'hui encore fréquenté le port d'Ourdissettou. V. carte p. 20.

par malheur les effets par un coup qu'il reçut à la jambe. Est-il
rien de plus amer et de plus désagréable que la douleur quand
on la souffre ? mais est-il aussi rien de plus doux et de plus satisfaisant, que de trouver un remède pour la calmer ? Le héros
se sent abattu au milieu de sa victoire et de son triomphe,
mais il se relève avec une prestesse digne de son courage pour
plonger sa jambe dans un petit lac qui était auprez de lui où
se rassemblait l'eau minérale que je traitte ; il y lave sa blessure et dans le moment il sent un calme à sa souffrance, il
sembla que par un enchantement le calme succédait à la douleur. Il réitéra les bains et il n'en ressent pas de moindres
effets ; ils lui nettoyent la playe et la lui cicatrisent en peu de
jours.

Je ne rapporte ces anecdotes curieuses que pour faire voir
au lecteur l'antiquité et l'époque à laquelle les eaux minérales que j'analise ont pris leur origine et la première cure
qu'elles opérèrent, laissant aux curieux la suite de l'histoire,
et comment cette première branche des souverains d'Aure est
tombée dans la maison d'Armagnac et ensuite sous la puissance
de notre souverain. Je ne m'étendrai plus sur cette matière,
les bornes que je me suis prescrit m'écarteraient trop du but
que je me propose.

Les eaux que j'analise sourdent au midi du village de Cadéac, si remarquable par la résistance qu'il fit aux assauts que
lui livra le mélange monstrueux des Maures et des Sarrazins ;
si considérable aujourd'huy par le nombre de ses habitants, si
connu par le bon ordre qu'on y observe et par les agrément
du sexe, dont la fraîcheur du teint et la vertu n'ont jamais été
altérés par aucun germe capable de le déshonnorer ; captivé
au contraire sous les yeux vigilants des parens, il s'occupe
avec ardeur à tirer de la laine et à filer pour fournir à une ma-
nufacture considérable (1). Elles filtrent à travers des rochers

---

(1) Les filatures et les manufactures de Cadis d'Aure jouissaient à cette
époque d'une notoriété commerciale bien méritée. — L'auteur.

souterrains ce qui les rend pures et sans aucun mélange. Le sol où elles sourdent, qui est d'une nature un peu sablonneuse et parsemé de granits est assez agréable. Leur position qui est contiguë à la route Royale qu'on a pratiquée par le milieu de la Vallée, se trouve entre la ville d'Arreau et celle d'Ancizan dont leur distance est d'environ demi-lieue. Elles forment presque le centre de ces deux endroits et cette agréable situation met les gens à portée des commodités de la vie et de la société.

Un petit vent agréable dans un temps calme et serein se lève constamment avant midi pour rafraîchir notre horizon, des ruisseaux d'eaux pures et claires, qui se précipitent du haut des montagnes par des belles cascades ou qu'une infinité de sources fournissent, servent à nos citoyens d'une boisson agréable et salubre. Ces deux parties alimentaires si nécessaires à la vie communiquent à nos corps d'heureuses influences, y mettent une parfaite harmonie dans toutes les parties et forment des tempéraments d'athlète.

On voit par le court exposé que je viens de faire des lieux que l'étranger y jouit de beaucoup d'agréments et surtout des grands avantages qu'il retire de l'usage des eaux. Je ne prétends point les accréditer et les conseiller au public par les bons effets qu'elles produisent tous les jours ; éloigné des idées systématiques et de celles d'universalité des vertus qu'on attache souvent au même remède. Je tacherai de lui inspirer une sécurité avantageuse et de lui faire connaître les effets en développant la cause. Il en sera convaincu dès que j'aurai exposé à ses yeux par une analise exacte leurs vertus, et leurs qualités que je vais détailler.

CHAPITRE II

Résultat des expériences faites sur les eaux minérales de Cadéac.

On appelle eaux minérales celles qui sont imprégnées des principes minéraux à un certain degré pour produire dans le corps, des effets sensibles et différents de ceux que l'eau commune y occasionne.

Quoyque l'on puisse diviser les eaux minérales en chaudes ou thermales et en froides; on peut encore les distribuer en trois classes générales suivant leurs principes constitutifs dominants; on nomme salines celles où le sel domine, martiales ou ferrugineuses celles qui abondent en fer et enfin sulpheureuses celles qui contiennent principalement du soufre. C'est de cette dernière espèce dont nous parlerons.

Les voyes les plus sures pour parvenir à la connaissance des ouvrages secrets de la nature, et à la décomposition des mixtes sont les opérations chimiques. L'analise qui en est une est la seule capable de démontrer les parties qui entrent dans la composition des eaux minérales. Je fairai voir tout ce que celles de Cadéac en sortant des sources présentent à nos sens, et ensuite je démontrerai par les expériences que j'en ay fait la nature des minéraux qu'elles contiennent.

Premièrement les organes du goût, du tact et de la vue nous font voir que celles que j'analise renferment des principes minéraux puisque leurs parties volatiles portent à l'odorat un minéral sulphureux qui y domine; ce que l'on prouvera plus amplement dans la suite.

L'eau de la source d'orient est légère, claire, transparente et onctueuse.

L'ean de la source d'occident a les mêmes qualités à quelque différence près, elle a cependant plus d'onctuosité et est moins transparente.

Ces deux sources qui donnent chacune un pouce cubique (1) d'eau sont toujours égales; le tems sec ou humide n'augmente ni diminue leur volume; elles sont inaltérables et n'éprouvent jamais aucun changement, elles sont de la classe des froides et déposent après avoir resté quelques tems dans la bouteille de petits flocons bruns.

____

(1) Environ 0^m000 019.8. — Note de l'auteur.

Voyla l'analise qu'on peut en faire au moyen des sens et qui fournit un champ vaste pour tirer de belles conséquences; pour suivre avec méthode notre plan il s'agit de raporter les expériences que j'ay faites sur les eaux telles qu'elles sortent de leurs sources; ensuite je proposerai celles que j'ay faites par l'eau concentrée et filtrée et par la distillation.

Premièrement pour connaître l'existence et la nature des différends gas dont l'eau peut être imprégnée. J'en ay mis dans une bouteille au côu de laquelle j'ay attaché une vessie flasque, et laissant un tiers de la bouteille vuide, j'ay chaufé un peu l'eau pour donner lieu au dégagement de l'air. Ce fluide aériforme à mesure qu'il s'est développé a gonflé la vessie : j'ay encore présenté une bougie allumée à l'orifice de la bouteille, la vapeur qui s'en est élevée ne s'est point enflammée, mais la bougie a toujours continué de brûler dans le col de la bouteille.

Secondement : j'ay plongé une lame d'argent dans l'eau, un moment après sa surface a été altérée et est devenue d'un noir doré ; et ayant jetté dans la même eau un peu de sel de saturne elle a acquis de suite une couleur d'un noir brun.

Troisièmement : ayant jeté quelque peu de teinture de noix de gale dans un gobelet d'eau, sa couleur n'en a reçu aucun changement.

Quatrièmement : j'y ai versé quelque peu d'esprit de vin, je n'y ai apperçu aucun changement sensible.

Cinquièmement : j'ay jeté dans l'eau minérale quelques gouttes d'huile de tartre par deffaillance, de suite il s'est formé un nuage brun qui aprèz avoir resté un tems suspendu a formé peu à peu un petit précipité.

Sixièmement : j'y ai versé quelque peu de solution d'argent, ce mélange a sur le champ troublé la liqueur, il s'est déposé une matière sous la forme de flocons blanchâtres.

Septièmement : je l'ai mêlée avec la teinture de violettes, je me suis apperçu qu'elle avait changé de couleur et qu'elle avait verdi.

Les expériences que je viens de détailler sont celles dont je me suis servi pour caractériser les eaux minérales de Cadéac telles qu'elles sont à leurs sources; et je vais donner l'explication du but que je me proposais en répondant par ordre à chaqu'une :

1º L'eau de la bouteille que j'ay fait chauffer lentement n'était que pour mieux m'assurer de la nature et de la quantité de l'air qu'elles contiennent.

L'aéromètre qui s'est enfoncé plus d'un demi-degré dans l'eau minérale que dans la commune la plus légère et le gonflement de la vessie démontrent qu'elles contiennent beaucoup d'air, quelles sont par conséquent très légères, très spirutueuses et transparentes

Concluons de ces deux faits que leurs molécules sont très divisées, moins compactes et moins resserrées et les minéraux dans une parfaite division. La vapeur qui s'élevait de la bouteille ne s'enflammait point à la présence de la bougie allumée est une preuve que l'eau ne contient point un gas inflammable, mais un air pur et non méphitique puisque la même bougie introduite dans le cou de la bouteille a continué d'y brûler.

2º La lame d'argent que j'ai plongée dans les eaux minérales et le peu de sel de saturne que j'y ay jetté n'étaient que pour y découvrir les matières sulphureuses ou phlogistiquées (les organes du goût ou de l'odorat les y faisant assez connaître) j'ay été pleinement convaincu par l'altération de l'argent et par la couleur que le sel de saturne a communiqué à l'eau qu'elle contient un foye de soufre.

3º J'y ay versé de la teinture de noix de galle dont on se sert pour découvrir la présence du fer. L'eau n'en a point été troublée, ni n'est devenue ni rougeâtre, ni pourpre, ni violette, d'où je conclus qu'il n'y a point de principe martial.

4º Je voulais sçavoir si par l'esprit de vin que j'y ai jetté, elles contenaient des parties bitumeuses qui délivrées des entraves que les parties salines leur donnent, gagnent la superficie de l'eau; je n'ai pu me convaincre de ce fait.

5º La dissolution d'argent dont je me suis servi a de suite troublé la liqueur, et il s'est formé un précipité en flocons blanchâtres, ce qui m'a déterminé à croire que le sel marin est contenu dans les eaux.

6° L'huile de tartre n'a été que pour m'assurer s'il se faisait aucun précipité qui put m'indiquer si la terre absorbante était la base des sels contenus dans l'eau : le petit précipité qui s'est fait m'a fait décider que la base des sels était terreuse.

7° Le mélange de la teinture de violettes m'a prouvé que j'alkali n'était point saturé. La couleur verte que l'eau a contracté m'a porté à croire que l'alkali dominait; car ce sont ordinairement les sels alckalis et la terre calcaire qui communiquent à l'eau minérale la propriété de verdir cette teinture.

Expériences de l'eau minérale par la concentration et la filtration.

Un des moyens les plus sûrs de voir de plus près les principes d'une eau minérale consiste à la faire évaporer dans un vaisseau (1); par là on raproche les minéraux, et on peut plus aisément les observer, après avoir fait dissiper la plus grande partie de ce dissolvant.

J'en ai pris vingt livres (2) que j'ay réduit à une livre et demi que j'ai passé par le filtre pour la séparer du précipité. J'ai examiné la saveur de cette eau minérale ainsi raprochée et filtrée, que j'ai trouvé d'un goût d'une eau mère saline, qui n'a cependant point fourni des cristaux; et ayant répété les mêmes expériences; elles m'ont fait observer les mêmes phénomènes; à la vérité ils ont été plus prompts et plus sensibles. Surtout la dissolution d'argent a formé un précipité plus blanc dans celle-ci que dans celle que j'ai éprouvé telle qu'elle sort de la source.

Poussant l'évaporation de l'eau lentement, et par degrés pour parvenir à avoir des cristaux de sel, il m'a impossible. J'ai continué alors l'évaporation jusqu'à siccité; et j'ai obtenu un résidu d'une nature salée piquante, et un peu amère, qui

---

(1) Récipient à liquides dont se servent les chimistes — L'auteur.
(2) Mesure de poids évaluée à environ 489 grammes. — L'auteur.

suivant mon avis n'est autre chose qu'un alkali fixe qui ordinairement ne se cristallise point et qui se trouve mêlé avec le
sel marin calcaire. L'alkali fixe s'est démontré par la couleur
verte qu'il a communiqué à la teinture de violettes, et le sel
marin calcaire qui ne prend point de forme régulière par la saveur saline et un peu amère; il a été précipité en blanc par
l'alkali fixe, et la dissolution d'argent a été précipitée en lune
cornée.

Ayant soupçonné quelque peu d'acide vitriolique par l'expérience faite avec la dissolution d'argent sur les eaux en sortant de la source, et par conséquent de quelque petit principe
de sel de Glaubert (1). Pour m'éclaircir de ce doutte : J'ai mis
quelques gouttes de la dissolution de mercure par l'esprit de
nitre; le précipité qui s'est fait tournant vers le jaune, mais
d'une manière fort peu sensible m'a fait juger que les eaux
contiennent quelque peu de ce sel, mais en si petite quantité
qu'il ne mérite point de s'en occuper. J'ai jugé encore de la
présence de ce sel dans les eaux par une petite aiguille que
j'ai apperçu dans le résidu de celle que j'avais faite évaporer.

Une terre absorbente alkaline qui sert de base à ces sels, et
qui a resté sur le filtre est contenue aussi dans les eaux.

De la Distillation

Le troisième moyen dont je me suis servi pour completter
mon analise; c'est la distillation pour tâcher d'y découvrir quelques principes volatils que le feu enlève, qui échappent à la
vue la plus fine, et qui cependant sont dans les eaux des qualités infiniment plus efficaces que les substances fixes.

J'en ai pris douze livres que j'ay mise dans un alembic le
tout bien lutté. J'ai distillé une livre et demi de cette eau. J'ai
répété les mêmes expériences qui ne m'ont presque fait obser-

----

(1) Sulfate de Soude. — L'auteur.

ver aucune particularité. La teinture de violettes m'a paru seulement lui faire changer sa couleur et la faire tourner en vert, mais dont la nuance était moins sensible dans celle ci que dans l'eau concentrée. Cela me prouve que quelque petit principe alkali volatil a été enlevé avec les vapeurs de la liqueur et a été enchaîné par les gouttes aqueuses et retenu dans l'eau distillée.

Récapitulation des expériences faites sur les eaux

Pour donner avec plus de clarté et de précision les qualités des eaux que j'analise; il convient de retracer succintement les faits et de rapporter classe par classe les moyens que j'ay employés pour y observer tous les principes soit aériformes, volatils et fixes.

L'aéromettre, le gonflement de la vessie, la facilité que les eaux ont de bouillir et de s'évaporer plus promptement que la commune; leur légèreté et leur transparence prouvent incontestablement qu'elles contiennent un principe subtil, aérien, qualité nécessaire et importante pour l'efficacité des eaux. Ce principe une fois reconnu dans les eaux on voit aisément quels effets il est capable de produire dans le corps. Cette matière subtile, aérienne et homogène contenue dans les eaux est entraînée avec les molécules aqueuses dans la masse, elle la pénètre, la vivifie et la subtilise doucement, corrige les humeurs dépravées, leur donne une fluidité nécessaire, en les préparant ainsi facilite l'ordre des sécrétions et des excrétions et enfin rétablit la nature dans ses fonctions.

Les vapeurs qui s'élèvent des eaux minérales et qui affectent désagréablement l'odorat, prouvent encore qu'il y a des substances sulphureuses : je veux dire des parties douces et balsamiques. Examinons un peu quelles sont leurs vertus et les effets quelles peuvent produire. Ces parties qui sont d'une nature douce, balsamique et adoucissante portées dans les voyes de la circulation corrigent l'âcreté des humeurs, et y portent un baume, en émoussant les parties acrimonieuses propres à irriter les solides, et à augmenter leur ressort, et surtout du système nerveux d'où il naît une infinité de maux. Ces parties adoucissantes délayent encore la viscosité du sang et lui donnent de la fluidité, et portent le calme dans tous les ressorts de l'individu ; apréz avoir suffisament prouvé les substances volatiles des eaux minérales, il s'agit de démontrer les matières fixes.

Le précipité qui s'est fait par la dissolution d'argent, la couleur verte que la teinture de violettes a communiqué à l'eau concentrée et filtrée, le petit précipité qui s'est fait encore par l'huile de tartre, le goût salé de l'eau concentrée, tout cela prouve qu'elles contiennent un alkali fixe qui ne s'est point cristallisé et se trouve mêlé avec le sel marin calcaire et une terre absorbente.

Ces matières si divisées dans les eaux et en si petite quantité leur donnent aussi un degré d'efficacité ; elles divisent, incisent et atténuent, sans trop agacer les solides, la viscosité du sang et de la lymphe qui tombe en stagnation dans ses vaisseaux. Ces substances salines encore en divisant et affinant ainsi les humeurs en développent les parties hétérogènes, les portent vers les couloirs urinaires et vers les émonctoires de la peau, et augmentent l'insensible transpiration. Cette évacuation si considérable et dont la régularité est un des principaux boulevards de la santé, est si nécessaire pour délivrer le corps des humeurs superflues et nuisibles que, sans elles, ces mêmes humeurs séjournent dans la masse, la corrompent, refluent sur quelque organe et y produisent des dérrangemens qu'il est souvent difficile de réparer.

Enfin le précipité resté sur le filtre représentant de petites lamines de son, n'a été qu'une terre absorbente que j'ai mêlé avec quelques gouttes d'huile de vitriol, il s'est excité une fermentation fort sensible.

Quoyque l'on ignore presque jusqu'à présent les effets que peut produire cette terre dans nos corps, je ne crains point d'avancer qu'elle peut tenir lieu des autres absorbents dont on se sert en médecine pour corriger et dénaturer les matières acides qui croupissent dans les premières voyes.

Voyla donc des principes aériens, des parties volatiles sulphureuses balsamiques, douces et lénitives, des substances salines légèrement incisives et pénétrantes reconnues dans les eaux minérales de Cadéac.

Vingt livres d'eau n'ont donné qu'un produit de quatorze grains (1) de sel soit alkali, soit marin. Cette petité quantité des matières salines ne peuvent point occasionner à l'eau assez d'effervescence pour lui communiquer un degré de chaleur, il convient de les boire à la source plutôt que de les faire transporter ailleurs : leur ténuité et leur finesse rendent inutiles toutes les précautions qu'on peut prendre pour retenir leurs parties volatilles, pour retirer des bons effets de ces eaux, il faut en faire un long et continuel usage.

Il est aisé de comprendre par ce qu'on a dit de quelle manière elles agissent, et dans quelles maladies elles peuvent être employées avec succès.

On peut donc les employer dans toutes les causes qui détruisent les digestions par trop de tension, et même par atonie, pour corriger l'abondance acide des premières voyes et dans la diarrhée ; elles sont utiles dans la jaunisse et pâles couleurs, elles procurent au sexe le tribut qu'il est obligé de payer régulièrement tous les mois, évacuent le sang hémorroïdal et arrettent les pertes blanches.

Elles opèrent très bien dans les affections de poitrine comme dans les asthmes humides et tuberculeux, dans les ulcères des poumons provenant de leur suppuration à la suite d'une vomique.

Tant de guérisons qui avaient épuisé les ressources de la médecine opérées par l'usage des eaux de Cadéac prises intérieurement, ne doivent pas seules entièrement fixer les attentions d'un public éclairé. Celles qu'on employe en bains ne méritent pas moins d'éloges. Les principes qui constituent

---

(1) Le grain était jadis le plus petit poids usité en France. Son équivalent dans le système métrique actuel égale o gr. o53.115. — L'auteur.

celles-ci sont presque de la même nature quoy qu'en plus grande
quantité, aussi leur degré de chaleur est plus considérable et
monte suivant le thermomètre de Réaumur à trente degrés.
Elles sont très propres à combattre les maladies de la peau et
pour les playes comme on a vu déjà dans le premier chapitre :
elles opèrent très bien dans la curation des ulcères soit calleux,
fistuleux, invétérés pourveu qu'ils ne soient point occasionnés
par un vice insurmontable, dans les humeurs, pour les douleurs rhumatismales et la sciatique, paralisies incomplettes et
récentes et surtout à la suite des maux vénériens.

CHAPITRE III

Des observations

Avant de prononcer sur l'efficacité d'un remède, il faut que
l'expérience en constate le succès; étant à portée de vérifier
les essais qu'on en a fait sur les lieux, je m'empresse à rendre
compte des résultats qu'on en a obtenus.

De retour dans ma campagne depuis vingt ans, exerçant
depuis cette époque la médecine; j'ai eu occasion de faire
quelques observations sur les biens qu'elles ont rendu à l'humanité, aussi les exposerai-je aux yeux du lecteur.

1° La première que j'ai faite, et dont je conserverai le souvenir
tant que je vivrai, (la reconnaissance étant un tribut que toute
âme sensible et vertueuse doit à tout être bienfaisant) fut à
l'égard d'une sœur que j'avais, et qui faisait par les liens du
sang l'objet de mes plus tendres et innocentes inclinations.
Cette fille jouissait d'un tempérament sanguin et robuste.
Ayant supporté pendant quelque tems la pluie et le mauvais
tems et ayant dans cette circonstance le flux periodique,
éprouva presque subitement une suppression de ce sang, un
peu de douleur de tête, et de douleurs vagues par tout le
corps. Tels furent les avants-coureurs et le prélude de l'orage
qui l'attendait. Lorsque tout à coup elle fut saisie d'une fièvre

violente, d'un délire et d'une rigidité des parties musculeuses soit du tronc, soit des extrémités accompagnée de douleurs aigües. La fièvre et le délire cédèrent aux saignées et aux purgatifs. J'employai ensuite les sudorifiques qui ne produisirent point d'effet; la tension et la rigidité des muscles étaient si considérables qu'on ne pouvait la remuer sans l'obliger à pousser du grands cris. Ces symptômes cruels se soutenant avec la même force depuis plus d'un mois et demi, je me déterminai à envoyer chercher de l'eau médicinale de Cadéac pour la faire baigner, et en même temps je lui en faisais boire quelques verrées; je continuai pendant sept à huit jours cet usage, après lequel je m'apperçus qu'il y avait un amendement. Je persistai et dans moins de vingt jours le sang reparut, les douleurs vives et la tension se calmèrent et dans un mois elle recouvra la liberté d'agir et reprit son embonpoint.

2° Le nommé Larroque de Cadéac ayant une fistule au métacarpe depuis plus de quinze ans, et dont les accidens grossissaient de jour en jour, se transporta aux bains de Baretge (1) qui bien loin de produire un soulagement au malade, augmentèrent si fort son mal, que M. Ducho (2), chirurgien du Roy, opinait pour l'amputation de la main. Cet homme effrayé de la manœuvre cruelle qu'on doit opérer, se retire chez lui. Je fus appelé et aprèz l'avoir examiné, je lui conseillai de baigner sa main avec l'eau de Cadéac; il déféra à mon avis; peu à peu les symptômes diminuèrent, les os s'exfolièrent, les ulcères fistuleux se netoyèrent, et enfin dans deux mois tout fut parfaittement cicatrisé.

3° La femme d'Ané de Cadeilhan saisie d'un rhumatisme universel et dont toutes les parties étaient tombées dans un amaigrissement, ne se remuant que par le secours des autres, ayant les doigts des mains crochus et toutes les extrémités rai-

---

(1) Ortographe primitive de Barèges. — L'auteur.

(2) Telle est la première phrase qui nous permet de dater ce manuscrit. La maison du chirurgien Ducho fut emportée par l'avalanche de Barèges en 1757. — L'auteur.

des fut portée dans cet état triste et déplorable à nos nouvelles sources médicinales, qui dans vingt jours produisirent un grand soulagement à la malade, et redonnèrent aux parties comme paralisées un ton et un ressort capables de faire exécuter à la malade assés librement ses fonctions dont elle n'avait pas joui depuis longtemps quoiqu'elle eut mis en usage les bains de Bagnères.

4° Un homme d'Ancizan déchargeant son fusil mit la main au bout du canon, et donna avec la crosse un heurt au plancher d'en haut, le coup part et la charge lui fracassa la main ; à cet accident funeste succédèrent des douleurs vives et continuelles. En vain mit-on en usage les remèdes les plus convenables pour calmer les accidens produits par les coups d'arquebusade. Tout devint inutile, l'eau minérale put seule tranquiliser le malade ; et sans autre secours il fut guéri de sa blessure.

5° Une autre personne de Guchen à la suite d'une péripneumonie tomba dans une toux importune, difficulté de respirer, douleurs aux épaules, tiraillemens aux parties latérales de la poitrine avec deffaut d'appétit et fièvre lente. J'observai en elle lorsque je fus appellé tous les symptomes qui me firent soupçonner une vomique ; en conséquence, j'employai des remèdes pour la mener à une ouverture que je ne pus obtenir qu'à l'aide des eaux de Cadéac qui lui firent rendre une grande abondance de pus par les voyes supérieures avec un kiste. Tous ces accidens facheux disparurent en continuant l'usage des difes eaux accompagné d'un bon régime de vie.

6° Le sieur Ducuing de la ville d'Arreau, gros négociant et connu par l'utilité qu'il rendit dans la province de Guiène lors de l'épizotie qui dévasta plusieurs cantons du royaume, après avoir essuyé de nombreuses attaques de néphrétique, a eu l'obligation a ses propres eaux d'être délivré d'une maladie aussi cruelle que dangereuse, du moins il a eu le bonheur de ne plus éprouver depuis qu'il en fait usage aucun de ces accidens qui le fatiguaient fréquament. Les graviers et le sable qu'il a jetté par les urines prouvent que ses reins et ses uretères était une vraie carrière, et que c'était la plus mauvaise portion sans contredit d'un héritage que ses parens lui avaient transmis : puisque son oncle maternel, archiprêtre d'Alan (1), en a été vivement affecté, et que le sieur Guillaume Ducuing, son oncle paternel, mourut d'un pareil cas, à qui l'on trouva après en avoir fait l'ouverture une grosse pierre dans le rein qui fut également gangrené.

7º Fise du lieu d'Estansan âgé d'environ 55 ans attaqué d'une maladie cutanée, et dont toute l'habitude du corps était couverte d'une croûte épaisse et raboteuse accompagnée d'une démangeaison insuportable, fut entièrement guéri de cette maladie qu'on pouvait caractériser plutôt une lèpre qu'une dartre, par l'usage des bains de Cadéac qui détachèrent par écailles cette croûte, telles furent jadis les eaux du Jourdain qui purifièrent de la lèpre ce grand général* des armées du Roy de Syrie après s'y être baigné sept fois par le conseil du Prophète**.

8º Un jeune homme âgé de 23 ans se rendit à nos eaux, il était pâle, maigre et languissant. La nature peu avare en lui l'avait plongé par sa prodigalité dans cet état d'épuisement. C'était cette maladie dont Tissot parle dans son traitté de l'Onanisme (2) dans lequel il exhorte les jeunes gens de se cuirasser du bouclier de la tempérance. Un habile médecin l'avait traitté, mais sans fruit. Je n'espérais pas avoir un meilleur succès en lui prescrivant les demi-bains et les eaux en petite quantité avec un bon régime de vie. Cependant je m'apperçus au bout de huit jours que sa couleur était plus vermeille; que ses chairs étaient plus fermes, qu'il reprenait un peu de force et que les pertes étaient beaucoup moins considérables. Encouragé par les bons effets qu'il commençait à ressentir de leur

---

(1) Alan : canton d'Aurignac, arr. de Saint-Gaudens (Haute-Garonne). — L'auteur.

(2) *Le Traité de l'Onanisme* parut en 1760. — L'auteur.

* C'était Naaman, homme vaillant, riche, mais lépreux.
** Elisée, l'homme de Dieu dans Israël.

Notes de l'auteur du manuscrit.

usage, il continua et dans l'espace d'un mois il reprit sa première vigueur.

9° Une fille de moyenne vertu tomba dans une maladie de langueur : je la voyais dépérir tous les jours au point qu'à peine elle pouvait se traîner ; l'ayant rencontrée par hasard je la questionai sur son état, je lui arrachai l'aveu de quelques symptomes qui me firent décider qu'elle était devenue la malheureuse victime de ses mœurs dépravées et de ses débauches. Je lui conseillai de se faire faire des remèdes au plutôt : elle me témoigna beaucoup de répugnance. C'était alors que la réputation de nos eaux se répandait de toutes parts, elle se détermine à en faire usage. Telle qu'une fleur qui se fane, se flétrit et se déssèche aux ardeurs du soleil, mais qu'une douce rosée embellit, ainsi elle se rend sur les lieux, elle en use, et bientôt elles portent dans le sang un baume bienfaisant qui lui rend sa force et sa vigueur, et fait refleurir les roses et les lis sur ses joues pâles et flétries.

10° Semblables à la piscine de Siloë, source miraculeuse dont les eaux toujours pures offrirent leurs trésors à cette personne* dont parle l'écriture sainte, qui après avoir lavé ses yeux vit la lumière pour la première fois ; elles sont un spécifique.....

Ainsi se termine le manuscrit que nous aurions bien voulu reproduire en entier avec le nom de son auteur, mais, hélas ! toutes nos recherches pour retrouver les pages absentes sont restées vaines et infructueuses, nous ne pouvons qu'exprimer des regrets inutiles dont le lecteur comprendra cependant la légitimité.

Nous en arrivons ainsi aux épreuves faites, en 1780, par M. Dubernard, professeur royal de médecine et de chimie à Toulouse, sur les eaux mi-

---

* L'aveugle de naissance. Note de l'auteur du manuscrit.

nérales du sieur Balés de Cadéac dans la vallée d'Aure, et l'on verra que la chimie du doyen de la Faculté de Toulouse concorde assez bien avec celle de l'auteur inconnu de notre précédent manuscrit :

« 1° Une dissolution de sel de saturne dans l'eau mêlée avec l'eau minérale la noircit tout à coup et il se fait un précipité noir ;

2° La même chose arrive à peu près avec une dissolution d'argent de coupelle dans l'acide nitreux. Mais le précipité ne se fait pas si vite ; il n'est pas grossier et en flocons comme le premier, ni aussi noir ;

3° Des pièces d'argent tenues dans l'eau pendant quelques temps deviennent de couleur pourpre foncée et puis noirâtres ;

4° Les galles bouillies dans l'eau ne deviennen' pas noires ;

5° L'huile de tartre par déffaillance n'altère point l'eau. Elle paraît seulement devenir un tant soit peu jaunâtre ;

6° L'acide nitreux et l'acide vitriolique n'altèrent point l'eau ;

7° Le sirop violat n'y produit pas non plus de couleur particulière ;

8° Le sel marin à base terreuse ne paraît y rien produire ;

9° Le sel nitreux à base terreuse ne paraît y rien produire ;

10° Une dissolution de mercure dans l'acide nitreux la trouble et il se fait un précipité blanc.

De toutes les épreuves ci-dessus faites, il n'y a que celle du mercure dissous dans l'acide nitreux, des sels marins et nitreux à base terreuse qui aient altéré la seconde eau :

1° La dissolution de mercure la trouble et fait un précipité blanc ;

2° Le sel nitreux à base terreuse fait paraître de très petits filaments blanchâtres nageant dans l'eau ;

3° Le sel marin à base terreuse, *idem.* »

L'année suivante, en 1781, Pallassou trouve à Cadéac des bancs de schiste qui ne se divise point par lames minces. On a découvert, dit-il encore, dans cette partie de la vallée d'Aure des eaux minérales, mais j'ignore leurs propriétés et les substances qu'elles contiennent.

Tandis qu'en 1785, elles sont rangées par Carrère, parmi les Eaux Minérales de Gascogne *peu connues sur lesquelles on n'a point écrit.*

Cadiac, dit-il, dans son Catalogue raisonné des ouvrages qui ont été publiés sur les eaux minérales en général et sur celle de France en particulier (Vaste Encyclopédie édité avec approbation et privilège du Roi), Cadiac est un village de la vallée d'Aure à une demi-lieu S.-O. d'Arreau et à 5 S. de Capvern. Il y a quatre sources minérales froides. M. Brun croit que deux sont sulfureuses et deux alumineuses. M. Brun est docteur en médecine, intendant des eaux de Capvern.

Ansi se clôt l'histoire des eaux de Cadéac au dix-hutième siècle puisque ni Buchoz, dans son *Dictionnaire général des Eaux de la France,* ni Lomet, dans son mémoire sur les *Eaux et Etablissements thermaux des Pyrénées,* publié en 1796, par ordre du Comité de Salut Public, ne leur accordent ni l'un ni l'autre la moindre mention.

CHAPITRE VI

PREMIÈRE MOITIÉ DU XIXᵉ JUSQU'EN 1850.

————

Voici extraite du *Manuel Statistique des Hautes-Pyrénées,* publié en 1813, par La Boulinière, son opinion sur les Eaux de Cadéac : « On trouve dans la vallée d'Aure, à deux kilomètres d'Arreau, deux sources minérales, situées sur l'une et l'autre rive de la Neste, dont l'importance n'est pas douteuse, et qui sont connues depuis plusieurs siècles. La tradition, dont on ne saurait en tous points repousser le témoignage, leur attribue des cures merveilleuses, et il existe des expériences bien constatées qui attestent leur efficacité.

Ces eaux sont fortement hépatiques, et on y trouve en général les mêmes principes que dans les eaux de Barèges, mais elles sont froides au toucher. M. Ducuing d'Arreau, qui est propriétaire de l'une de ces sources (1), y a fait un petit établis-

————

(1) Celle de la rive gauche.

sement. Il ne manque à ces eaux qu'un plus grand concours de malades pour acquérir une juste célébrité. »

Voici ensuite une lettre adressée en 1817 par un client reconnaissant (1).

« J'ai livré vos eaux à M. Couret, pharmacien à Saint-Gaudens ; il les a examinées par des réactifs et m'a déclaré qu'elles étaient supérieures aux Eaux-Bonnes.

« M. Pointis, officier de santé de l'hôpital, en a fait prendre une bouteille à un malade ; elle lui a été si salutaire qu'il regrette beaucoup de n'en avoir davantage. Enfin, j'en ai fait prendre à une femme poitrinaire depuis deux ans ; elle en a bu quatre ou cinq bouteilles dans l'espace de 15 jours ; elle en a éprouvé un si grand soulagement qu'elle est radicalement guérie. D'après ces indices, j'ai lieu de croire que mon enthousiasme pour vos eaux n'était pas tout à fait déplacé ; et je crois encore que pour certaines maladies, elles sont les plus bienfaisantes des Pyrénées.

« Veuillez agréer... Signé : MOLE. »

Ce fut quelques années plus tard, en 1826, que Melling, au cours de son Voyage Pittoresque, découvrit la vallée d'Aure, la Neste et « l'émail de ses rives », la source de Cadiac dont il fait en ces termes le panégyrique : « La vallée d'Aure n'est pas du nombre de celles qui sont l'objet de l'empressement des voyageurs. Elle possède cependant des

____

(1) A M. Balès, propriétaire de l'établissement de la rive droite.

eaux minérales ; mais, ainsi que nous l'avons déjà fait remarquer, la mode exerce une grande influence sur la célébrité de ces sources salutaires, et ce n'est qu'au séjour obligé et exclusif des établissements de bains qu'elle désigne que semble attachée la guérison des maux.

« Qui a jamais entendu parler de l'Eau sulfureuse de Cadéac, village situé à vingt minutes d'Arreau, et que les habitants des cantons voisins considèrent comme un remède efficace contre les obstructions, les maux d'estomac et les maladies produites par l'âcreté du sang ? Nous avons visité les deux maisons de bains qui sont établies depuis un temps immémorial et nous avons entendu raconter les cures merveilleuses qui s'y sont opérées et s'y opèrent encore tous les ans, mais les heureux effets de ces sources minérales ne se manifestent que sur des cultivateurs ou sur de pauvres montagnards et le bruit des miracles de Cadéac ne peut s'étendre au delà du territoire si borné des villages qu'ils habitent. On pourrait cependant savoir que, dès l'année 1350, Jeanne, fille du roi Jean, reine de Navarre, y fut parfaitement guérie d'une lèpre qui avait résisté à l'efficacité des eaux de Bagnères et de Cauterets ; mais peu de gens lisent la vieille chronique qui constate l'authenticité de ce fait, et tant d'autres dont la tradition locale garde encore le souvenir.

« En note : Ces établissements sont tous les deux à gauche de la grand-route, mais l'un est sur la rive droite, l'autre sur la rive gauche de la Neste. Celui-ci appartient à M. Calamun, l'autre à M. Balès, notaire, qui habite le village de Cadéac.

« Ces deux maisons de bains ont chacune six

baignoires en bois ; la première a de plus que l'autre deux buvettes, un four pour faire chauffer l'eau et des logements pour les malades dans l'étage au dessus des cabinets où sont les baignoires. »

« En 1827, écrit le Dr Ganderax dans ses *Recherches sur Bagnères,* il existe à Cadéac des sources froides éminemment sulfureuses. M. le Dr Vignola, médecin à Lombez, a recueilli des observations qui constatent leurs bons effets, principalement contre les maladies cutanées. »

Nous ferons grâce au lecteur des nombreuses démarches faites en vue de retrouver ces travaux du Dr Vignola ; hélas ! toutes nos recherches sont restées vaines et sans fruit : la bibliothèque du docteur a disparu, sa famille est éteinte, seule une de ses arrière petite-nièce nous a donné confirmation des travaux de son oncle dont elle avait ouï parler : mais ce fut à peu près tout ce qu'il nous fut possible d'en retrouver.

En 1829, Picqué, dans son *Voyage aux Pyrénées Françaises et Espagnoles,* parle de Cadéac : « l'un de ces beaux villages, dit-il, qui possède deux sources d'eaux sulfureuses qu'on dit n'être pas sans vertu contre les maladies cutanées, mais on n'a rien fait pour attirer les étrangers par d'utiles établissements. »

Cette observation semble avoir porté ses fruits, si nous en croyons du moins l'annuaire des *Etablissements thermaux des Pyrénées,* imprimé l'année suivante :

« Sources de Cadéac : M. Fournier, médecin inspecteur. Ces eaux coulent l'une sur la rive droite, l'autre sur la rive gauche de la Neste ; plusieurs écrits prouvent qu'elles ont eu autrefois une grande célébrité et qu'elles ont été fréquentées par une reine de Navarre. Ces eaux sont sulfureuses froides, il est possible qu'en les continuant dans la roche on pourrait les obtenir chaudes ; on leur reconnait une grande efficacité pour les maladies cutanées et la suite des blessures.

M. Calamun, qui en est le propriétaire, n'a rien négligé pour les mettre en état de recevoir les personnes qui les fréquentent. Les effets qu'elles ont déjà produits font espérer que bientôt elles pour-

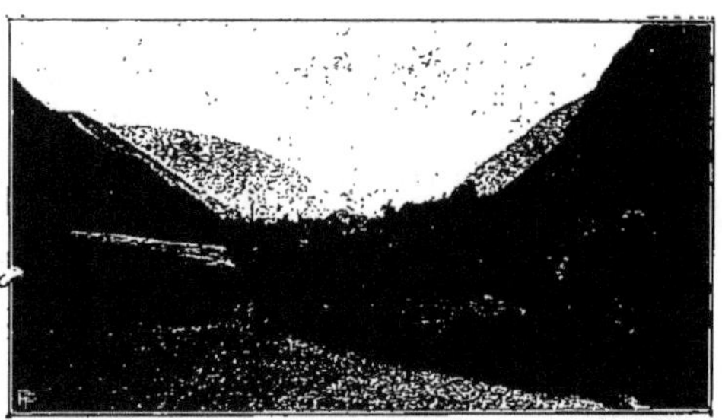

CADÉAC. — Verdure et soleil couchant.

ront être mises au rang des plus précieux établissements des Hautes-Pyrénées. »

De nouveau nous voyons revenir le nom du Dr Vignola dans le *Dictionnaire universel de matière médicale,* de Mérat et Lens, en 1830 : « Cadiac est un village des Hautes-Pyrénées ou Carrère indique quatre sources d'eau minérale froide dont deux sulfureuses et deux alumineuses. Ces dernières, mal caractérisées sans doute, nous sont inconnues ; les premières très chargées d'hydrogène sulfuré, ont été étudiées par M. le Dr Vignola, qui, au rapport de M. Ganderax, a constaté leurs bons effets contre les maladies cutanées. »

Le lecteur voudra bien accepter nos vifs regrets ; il ne saurait croire combien nous aurions été heureux de retrouver les travaux du Dr Vignola pour les exposer ici.

L'année suivante, dans son *Annuaire des Eaux Minérales,* Longchamp cite bien le nom de Cadéac et celui de son médecin-inspecteur M. Fournier ; mais, dit-il, « je n'ai aucun renseignement sur cet établissement. »

Et en 1834, Richard nous tient à peu près le même langage :

« Autrefois, dit-il, la vallée d'Aure avait deux sources minérales estimées :

« L'une qui coule sur la rive droite, l'autre sur la rive gauche de la Neste à peu de distance d'Arreau. Ces établissements qui citaient quelques cures merveilleuses, sont aujourd'hui presque abandonnés. Les eaux sont efficaces dans les maladies de la peau et pour la guérison des vieilles plaies. »

Tandis que Fourcade écrit, en 1835, dans son *Album pittoresque des Pyrénées :* « Vis-à-vis l'un de l'autre se trouvent deux petits établissements de sources minérales. Ces eaux malgré leur efficacité sont peu connues des étrangers. »

La faute en est pour une grosse part au médecin-inspecteur qui néglige d'envoyer tous les ans son rapport à l'académie Royale de médecine ; c'est pourquoi le rapporteur Mérat se plaint, en 1836, que « l'on n'a jamais reçu à aucune époque le tableau de Cadéac ; nous appelons, dit-il, l'attention de Monsieur le Ministre pour l'obtenir à l'avenir. »

Hélas ! ce malheureux tableau se fera attendre longtemps encore, en 1849 seulement, le médecin-inspecteur, alors M. Fouga, se décidera à envoyer le premier, l'unique d'ailleurs, nous le donnerons en son lieu.

Pendant ce temps Cadéac recevait la visite d'un maître en hydrologie, Patissier, et d'un éminent professeur de clinique, E. Gintrac, doyen de la Faculté de Bordeaux.

Tous deux ne sont pas passés à Cadéac sans laisser quelques observations que nous avons été assez heureux de retrouver et que nous exposerons aux yeux du lecteur.

« Cadéac, dit le premier, dans la très jolie vallée d'Aure, à une distance très rapprochée de l'Espagne, et dans un lieu que doit traverser la grande route qui liera ce pays à la France par les relations les plus actives, possède des sources sulfureuses importantes sur les deux rives de la Neste. Un établissement mal disposé, sans direction intelligente, et qui n'est soumis à aucune inspection, y précède sans doute quelque chose de plus utile et de plus convenable. L'une de ces sources a déjà été étudiée par M. Rozières de Tarbes. Secondé par M. Conquaré, pharmacien distingué d'Arreau, nous avons commencé sur les lieux un examen de celles qui existent de chaque côté du torrent et préparé les éléments d'une analyse plus complète. »

Les travaux sur Cadéac de M. Rozières ou Rosière, pharmacien chimiste à Tarbes, s'ils ont jamais été publiés, sont, au même titre que ceux du Dr Vignola de Lombez, absolument impossibles à retrouver aujourd'hui.

Nous donnerons au contraire en temps opportun, ceux, plus récents, de feu M. Conquaré, qui ont la bonne fortune d'arriver jusqu'à nous.

Le professeur Gintrac publia ses *Observations sur les principales eaux sulfureuses des Pyrénées faites dans le mois d'août 1841*. Nous en extrayons l'article qui nous intéresse.

Cadéac. — Etablissement de la Rive gauche de la Neste (2 buvettes, six baignoires, eau chauffée)	Température thermale centigrades	Sulfure de Sodium par litre
1° Source Est à la Buvette...............	16°	0.0687
2° Source Ouest au réservoir (légère teinte vert jaune, feuille morte, mais transparente)....	»	0 0223
3° Petite Source Extérieure	13°50	0.0768
Etablissement de la Rive droite de la Neste (2 buvettes, six baignoires, eau chauffée)		
1° Source principale buvette...	13' 50	0.0768
2° Même eau dans le réservoir	»	0.0520
3° Même eau chauffée	»	0.0483

« Je n'ai pas mentionné dans les divisions précédentes, dit-il ensuite, deux sources qui ne doivent point être négligées, bien qu'elles soient peu connues ; l'une est celle de Labassère, et l'autre, celle de Cadéac, à 3 kilomètres d'Arreau dans la vallée d'Aure. Toutes les deux sont froides, mais très sulfureuses, la dernière surtout qui égale celle de Luchon. Les sources de Cadéac sont placées sur les deux bords de la Neste. Un petit établissement offre de chaque côté des bains qu'on fait chauffer. J'y ai vu quelques paysans qui s'en louaient beaucoup, ils avaient des douleurs anciennes. Je pense que ces eaux devraient être fort avantageuses dans les maladies cutanées, lorsqu'une vive irritation rendait nuisible la trop grande élévation de la température. L'eau de Cadéac est aussi employée en boisson ; mais elle stimule fortement et excite d'abondantes sueurs. Elle doit être prise avec ménagement et mêlée avec du lait ou de l'eau d'orge. »

Enfin nous sommes heureux de pouvoir citer à la fin de ce chapitre le seul et l'unique rapport annuel qui ait jamais été envoyé par le médecin-inspecteur de Cadéac à l'Académie de Médecine, et ce, pendant toute la durée de l'ancienne législation sur les Eaux Minérales.

« On trouve à Cadéac, dit le rapport, cinq à six sources sulfureuses froides qui seraient plus fréquentées si elles n'étaient voisines de Barèges, Cauterets, Saint-Sauveur, Luchon et Bagnères, qui, en raison des moyens de distractions que présentent ces établissements, attirent les étrangers.

« Il existe à Cadéac deux petits établissements situés l'un sur la rive droite, l'autre sur la rive gauche de la Neste. Chacun d'eux a six baignoires en bois, une douche et une buvette. Les malades y trouvent des appartements propres et commodes.

« L'eau minérale est limpide, a un goût fade et l'odeur d'œufs gâtés. Sa température est de 17 degrés. Il est probable qu'en faisant des fouilles dans la roche on pourrait obtenir cette eau plus chaude, mais les propriétaires ne sont pas suffisamment aisés pour faire ces recherches.

« M. Fontan assure que les sources de Cadéac contiennent au moins autant de principe sulfureux que les eaux de Barèges. Le médecin-inspecteur, M. Fouga leur accorde une grande efficacité dans les maladies cutanées et les suites des blessures. Prises à l'intérieur ces eaux sont laxatives.

« On évalue à quinze cent francs l'argent laissé dans le pays par les étrangers. »

Ceci fut écrit en 1849 ; sans commentaires !

DEUXIÈME PARTIE

PÉRIODE SCIENTIFIQUE
1850-1914

———

Maintenant s'ouvre pour Cadéac la période d'études véritablement scientifiques, composée en majeure partie d'analyses chimiques modernes et d'observations médicales d'accord avec la clinique actuelle.

L'abondance des matières et leur diversité nous ont obligé à ordonner en plusieurs parts distinctes, quoique solidaires cependant, cette deuxième partie de notre travail, et nous aborderons successivement l'étude analytique qualitative et quantitative des Eaux de Cadéac ; le chapitre suivant sera celui des observations cliniques ; puis leur discussion et les indications thérapeutiques qui en découlent ; enfin nous ne pourrons nous empêcher de dire quelques mots sur la destinée future des sources de la vallée d'Aure en général, et celles de Cadéac en particulier.

Dans la limite du possible c'est encore dans l'or-

dre chronologique que nous avons tâché de conserver dans tous ces divers chapitres, afin de conserver aussi à cette étude toute la simplicité et toute
l'homogénéité qui l'inspirèrent dès le début.

CHAPITRE VII

ETUDE ANALYTIQUE QUALITATIVE ET QUANTITATIVE DE L'EAU DE CADÉAC

L'analyse et les remarques de Gintrac sont le prélude de travaux plus importants signés par Fontan, Filhol, Garrigou, etc...

Auparavant c'est le Dr Astrié qui rappele, en 1852, dans son ouvrage couronné par l'Académie de Médecine, qu'il existe à Cadéac plusieurs sources sulfurées sodiques fortes, de 12 à 14 degrés.

Tandis que la même année Patissier donne la statistique administrative de Cadéac, dont nous reproduisons le tableau :

CADÉAC 1852	Nombre de Malades payants	Malad s admis gratuits	Bains de Baignoires	Bains de Piscine	Douches	Etuves	Durée moyenne du séjour	Forme ou Régie	Argent laissé dans le pays
	2.000	1.000	3.000	Néant	»	Néant	15	700	3.000

Puis c'est le Dr Fontan d'Izaourt, qui entame une discussion scientifique en 1853 sur une particularité que présente l'eau minérale de Cadéac, particularité dont nous n'avons pas encore parlé : c'est le phénomène dit du *blanchîment*. Ecoutons la parole autorisée du maître :

« Nous allons prouver, dit-il, que plusieurs phénomènes qui avaient été rangés dans diverses séries de faits, doivent tous se rapporter à une modification spéciale du principe sulfureux des eaux : tels sont le blanchîment des eaux de Luchon, le bleuissement des eaux d'Ax, la *lactescence des eaux de Cadéac*, le louchissement des eaux de Molitch.

Lactescence des eaux de Cadéac.

Cadéac est un petit village à un quart de lieue d'Arreau, il y existe deux établissements d'eaux sulfureuses, l'un situé sur la rive droite l'autre sur la rive gauche de la Neste : c'est ce dernier seulement que j'ai pu visiter.

Il existe cinq à six sources dans cet établissement qui presque toutes sont limpides et incolores ; une seule se montre à la surface du sol avec une teinte jaune verdâtre très prononcée ; elle devient laiteuse lorsqu'elle tombe dans la baignoire. Il me fut facile, malgré les contes que le propriétaire débitait sur les vertus de cette source, *parce que, disait-il, elle contenait du mercure et du vitriol,* de ramener tous ces phénomènes a un état particulier du principe sulfureux. Elle sort à l'état de polysulfure et précipite du soufre soit par l'action de l'air, soit quand on la traite par des acides.

Il est assez remarquable de voir sortir de terre sans qu'elle soit passée par des réservoirs, une source contenant du polysulfure ; mais si nous considérons qu'elle sort par un canal spacieux, qu'on m'a dit assez long, au milieu d'énormes débris de roches granitiques, auprès de plusieurs sources qui sont incolores, il est facile de présumer que cette source, qui coule horizontalement, doit séjourner dans quelque cavité formée par des blocs de granit, et c'est dans ces réservoirs et dans son vaste conduit que le principe sulfureux se modifie. »

« Je ne donne pas, continue M. Fontan, quelques pages plus loin, le chiffre du principe sulfureux de Cadéac, mais je peux affirmer d'après les expériences que j'ai faites, que son chiffre doit être au moins égal à celui de Barèges, s'il n'est plus élevé. » Postérieurement à ces quelques lignes il dut en faire l'analyse qu'il rapporte à la fin de son ouvrage dans son quatrième tableau que nous reproduisons ici :

Tableau des sources sulfureuses naturelles des Pyrénées rangées par groupe symétrique.

			Température	Sulfure de Sodium par litre
CADÉAC	Rive Gauche..	Buvette chauffée.	16º	0gr06870
		Source polysulfureuse'.	12º	0 02250
		Source de la Pompe ...	13º40	0 07680
	Rive Droite...	Source principale	13º50	0 07680

La même année le professeur Filhol publie ses *Recherches sur les Eaux Minérales des Pyrénées* et ses premières études sur Cadéac : « Presque toutes les eaux des Pyrénées, dit-il, sont thermales ; il en est cependant quelques-unes : Labassère, Cadéac, dont la température est assez basse (12 à 13 degrès), mais la constance de la température de ces dernières autorise à les compter parmi les sources thermales.

Les eaux de Cadéac sont situées sur les bords de la Neste, a peu de distance du village d'Arreau; elles sont administrées en bains et en boissons dans deux petits établissements situés l'un sur la rive droite et l'autre sur la rive gauche de ce cours d'eau.

Elles sont froides et pourtant très sulfureuses. Leur température et leur richesse en sulfure de sodium sont les suivantes :

	Sulfure de Sodium	Température
I. — Etablissement de la Rive Droite :		
a) Source principale	0gr0750	13°50
b) La même chauffée pour les bains	0 0430	
II. — Etablissement de la Rive Gauche :		
a) Source Est, à la buvette	0 0678	15°65
b) Source Ouest, au réservoir	0 0237	
c) Petite Source Extérieure	0 0772	13°50

Ces eaux, quoique fort riches en principes actifs, sont peu fréquentées. »

Tandis que le Dr Verdo, quelques temps après,

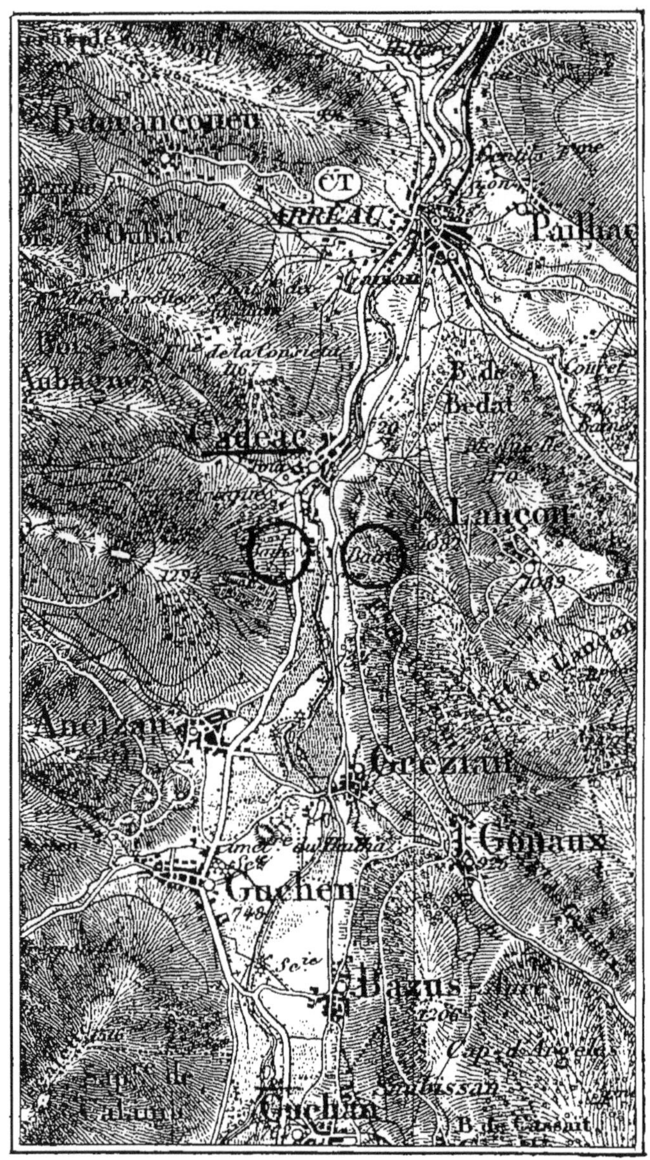

Carte géographique au 40.000. — Vue locale.

s'exprime en ces termes dans son *Précis sur les Eaux Minérales des Pyrénées et de Gascogne :* « Le village de Cadéac est agréablement situé sur les bords de la Neste : une grande route très praticable y conduit.

« On trouve à se loger d'une manière passable dans le village ; quelques personnes cependant préfèrent habiter Arreau et vont prendre les eaux tous

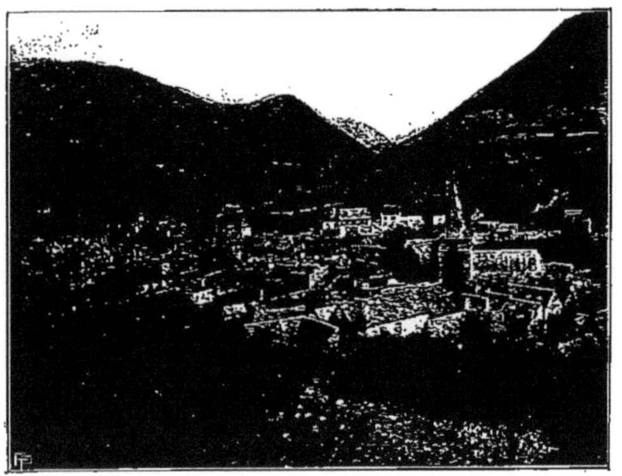

Vue générale d'Arreau.

les jours à Cadéac. Le baigneur partage ses loisirs entre la chasse, la pêche et l'usage des eaux. Ce village possède deux petits établissements thermaux séparés par le cours de la Neste. Les sources, quoique froides, sont placées cependant en tête des sulfureuses des Pyrénées. »

Cependant le Dr Fourquet, médecin des hôpitaux de Toulouse, fait à la Société de médecine de cette ville, une communication sur les eaux de Cadéac. Cette communication fit l'objet d'une courte notice, éditée en 1857, et comme elle contient une analyse chimique assez complète, œuvre du professeur Filhol, l'on nous saura gré de la rapporter ici :

« Les eaux de Cadéac sont situées dans la vallée d'Aure, sur les rives de la Neste et sur les deux belles routes impériale et départementale qui longent ce cours d'eau, et dont elles ne sont éloignées que de quelques mètres, près de deux montagnes fort élevées et opposées.

Elles constituent deux établissements séparés par la Neste, placés vis-à-vis l'un de l'autre, et appartenant à deux propriétaires. Les sources sont abondantes ; il est incertain si elles proviennent d'une origine commune, mais elles ont des propriétés physiques, chimiques et médicales semblables, identiques même. Elles sont froides et cependant très sulfureuses. Sous ce double rapport, elles ressemblent beaucoup aux eaux de Labassère, situées à peu de distance de Bagnères-de-Bigorre. Toutefois, elles sont presque deux fois plus sulfureuses que ces dernières ; leur température est de treize degrés et demi centigrades.

Après avoir été chauffées pour les bains et les douches, elles conservent encore un degré de sulfuration supérieur à celui des établissements les plus renommés de la chaîne des Pyrénées, tels que Ax, Barèges, Luchon, Cauterets. Ces faits ont été constatés par des médecins et des chimistes habiles.

Voici un tableau comparatif qui rendra les rapports faciles à saisir :

SUR UN LITRE D'EAU	SULFURE DE SODIUM
1. *Labassère*..........................	0.0464
2. *Barèges* : Tambour	0.0404
3. *Cauterets* : César vieille	0.0297

4. *Cauterets :* La Raillère 0.0192
5. *Luchon :* La Reine............. ....   0.0508
6. » Le Pré n° 1............. ....   0.0780
7. *Cadéac* à la température naturelle 0 0750
8. » chauffée pour bains et douches   0.0430
9. » Buvette Extérieure 0.0772
10. *Eaux-Bonnes* 0.0214
11. *Ax :* bain Viguerie refroidi par serpen-
    tinage 0.0284

En boisson les eaux de Cadéac sont prises ordinairement à la température naturelle. Néanmoins, il est des personnes qui s'en accommodent mieux, les digèrent plus facilement en les faisant chauffer légèrement. La source de la buvette extérieure dans l'établissement Forgue (1), est plus sulfureuse que les autres.

Quoiqu'il fut généralement reconnu par tout le monde que les eaux dont il s'agit étaient de nature sulfureuse, M. Forgue, conseillé par des hommes compétents, a prié M. le professeur Filhol de Toulouse, de vouloir bien faire l'analyse des sources de son établissement, placé entre la route impériale et la rive gauche de la Neste.

Voici une copie du travail tout récent de notre savant chimiste sur de l'eau transportée à Toulouse depuis quelques jours : « L'eau de Cadéac est limpide, incolore ; elle exhale une odeur hépatique très prononcée ; sa saveur est franchement sulfureuse, sa température est de 13°50.

Un litre d'eau évaporé à siccité fournit 0,4480 de résidu sec.

____

(1) Rive gauche.

Les principes contenus dans cette eau sont les suivants :

Sulfure de Sodium	0.0750
Chlorure de Sodium	0.1180
Silicate de Soude...............	0.1767
Silicate de potasse	
Silicate de chaux...............	0.0164
Silicate de magnésie	
Borate de soude	trace
Sulfate de soude............	0.0189
Ammoniaque	0.0030
Sulfite de soude....	trace
Matière organique	0.0400
	0.4480

Il résulte de cette analyse que l'eau de Cadéac est *l'une des plus sulfureuses et des plus alcalines de la chaîne des Pyrénées.*

Cette eau est riche en matière organique. Elle contient une assez forte proportion de sel marin, et tout porte à penser qu'elle doit jouir des propriétés analogues à celles de Bagnères, de Luchon, de Barèges, etc...

La richesse de Cadéac en principes sulfureux et sa forte alcalinité, jointes à sa basse température, me portent à penser quelle convient mieux que toute autre pour *l'exportation.*

Toulouse, le 19 janvier 1857.

Signé : FILHOL. »

L'année suivante, feu M. Conquaré, pharmacien chimiste à Arreau, publia ses travaux sur les eaux de Cadéac que Patissier nous avait annoncés déjà en 1840.

Ils intéressent plus spécialement les sources de la rive droite de la Neste. En voici la teneur :

« La source de Balès vient sourdre au bas d'une roche calcaire assez élevée, se rapprochant par sa forme de celle du cône.

« Son point d'émersion à l'air se trouve à quelques mètres à peine des bords de la Neste.

« Vive et limpide, elle a une odeur et une saveur franchement sulfureuses, sans aucune espèce d'arrière-goût. Elle serait cependant excessivement saline, s'il fallait en juger par le goût prononcé lorsqu'elle est recueillie au dehors, sous une luxuriante végétation de plantes *iodifères*, dans les flaques que forment les pertes des tuyaux de conduite, alors que le contact de l'atmosphère a complètement décomposé le sulfure et que l'acide sulphydrique s'est dégagé.

« Froide, puisqu'elle ne marque que 10°50, à 11° centigrades, elle dégage cependant une assez forte odeur d'œufs couvés ; ce phénomène est dû non à l'acide sulphydrique que l'eau tiendrait naturellement en dissolution, ce qui la classerait parmi les eaux *sulphydriquées* ou parmi les eaux *sulphydriquées-sulphydratées*, mais bien à ce gaz formé extraordinairement par la décomposition du sulfure, décomposition due à un contact plus ou moins prolongé avec l'air ; il en résulte donc que les eaux de *Balès* doivent prendre rang parmi les eaux *sulphydratées* ou *monosulfurées*, c'est-à-dire ne tenant que de l'acide sulphydrique combiné.

« En effet, le sulfure minéralisateur des eaux de *Balès* est le monosulfure de sodium qui minéralise toutes les eaux dites des Pyrénées.

« Une pièce d'argent, bien décapée, plongée dans

7

l'eau de Balès, ne prend la teinte caractéristique du sulfure d'argent que par une progression très lente et après un contact assez prolongé.

« A l'air libre elle produit un dépôt considérable de *barégine* et de *sulfuraire*. Celle-ci, surtout, est facilement reconnaissable au microscope, telle que M. Fontan l'a décrite. Les tuyaux de conduite en sont tapissés. La grande quantité de ces matières organiques explique l'excessive onctuosité dont jouit l'eau de *Balès*.

« Je ne dois pas pas taire un phénomène, dû, sans doute, à la même cause : c'est qu'un verre, rempli de cette eau, présente sur ses parois, lorsqu'il est vide, les tâches qu'il présenterait, s'il eut été d'abord enduit d'huile et ensuite mis en contact avec de l'eau.

« La densité de cette eau, comparée à celle de l'eau distillée, est de 1,005.

« Elle présente une réaction alcaline très prononcée.

« M. Balès utilise une seule source qui débite 1.152 mètres cubes par jour ; ce qui, à raison de 200 litres, moyenne d'un bain ordinaire d'adolescent, représenterait environ 58 bains par journée.

« C'est peu, mais de nouveaux besoins seraient couverts par l'utilisation de deux autres sources, sinon plus, au moins, aussi abondantes qui ont été négligées jusqu'ici.

« Je ne parle pas des travaux de fouille et de captage qui, dans un temps donné, pourront considérablement augmenter les richesses de l'établissement.

I. — **ESSAIS CHIMIQUES**

« J'ai commencé mon analyse par l'emploi direct des réactifs dont la pureté avait été préalablement reconnue, et en m'entourant des précautions nécessaires pour que les résultas obtenus fussent précis et caractérisés.

« J'omets, comme inutile, la description des essais préliminaires destinés à diriger l'attention de l'expérimentateur vers telle voie plutôt que vers telle autre ; ce ne serait d'ailleurs qu'une répétition, puisque les réactifs qui ont prouvé leur utilité positive dans les données premières -doivent, dans le cours des expériences successives, être appelés non seulement à déceler, mais encore à caractériser et à isoler chaque substance.

« La description des réactions obtenues avec chaque corps à part me semble donc devoir, seule, trouver place ici.

« J'ai évaporé à siccité une quantité d'eau, afin d'obtenir un résidu qui, repris par d'autres expériences, m'a servi à contrôler les résultats fournis par les premières.

RECHERCHE DES BASES

« L'emploi méthodique de certains réactifs et non l'importance relative des corps que, probablement, je trouverais dans l'eau, a dirigé cette partie de mon travail. Jai éliminé ces substances au fur et à mesure qu'elles m'étaient indiquées. Aussi je me suis débarrassé, isolément, de certains corps qui auraient pu entraver les réactions ultérieures.

ALUMINIUM

« 1° A. — J'ai ajouté à une quantité d'eau connue, préalablement additionnée de chlorydrate d'ammoniaque et sursaturée par l'ammoniaque, un léger excès de sulfhydrate d'ammoniaque, qui, après quelque temps, a provoqué la précipitation d'une petite quantité de *phosphate d'alumine.*

« B. — Une autre quantité déterminée d'eau, sursaturée par l'acide chlorhydrique, portée à l'ébullition et additionnée, à plusieurs reprises, de chlorate de potasse, a laissé déposer, à la saturation par l'ammoniaque, une quantité de flocons *d'hydrate d'alumine* insoluble dans un excès d'ammoniaque.

« C. — Le précipité obtenu dans l'expérience B, a été dissous dans l'acide chlorhydrique, puis traité par la potasse caustique qui l'a fait reparaître.

« D. — Dans la solution chlorhydrique du précipité C, j'ai immédiatement cherché *l'acide phosphorique* que m'avait indiqué la réaction par le sulfhydrate d'ammoniaque; à cette solution a été ajouté un excès d'acide tartrique, de l'ammoniaque, du sulfate de magnésie et du chlorhydrate d'ammoniaque. Il s'est déposé, après un certain temps, un précipité de *phosphate ammoniaco-magnésien* insoluble dans l'ammoniaque, soluble dans les acides.

« E. — Quelques gouttes d'une solution de molybdate d'ammoniaque ajoutées à la solution C, et le mélange porté à l'ébullition, il s'est produit une belle coloration jaune vif, qui a, en partie, disparu par le refroidissement.

« 2° Après avoir ajouté à une quantité d'eau déterminée, un grand excès d'acide chlorhydrique, je l'ai portée à l'ébullition, neutralisée par l'ammoniaque, et y ai versé du carbonate d'ammoniaque.

« 3° Le précipité, recueilli sur un filtre, a été lavé à l'eau chaude et les eaux de lavage réunies à la liqueur filtrée.

CALCIUM

« A. — Ce précipité a été dissous par de l'acide chlorhydrique dilué et dans une portion de cette liqueur alcalinisée par l'ammoniaque, j'ai versé de l'acide oxalique qui a produit un précipité *d'oxalate de chaux* insoluble dans l'acide acétique, très soluble dans les acides chlorhydrique et azotique.

« B. — Les carbonates alcalins et l'acide sulfurique y ont produit des précipités de *carbonate et de sulfate de chaux* qui se sont redissous par l'addition d'acides minéraux.

« 4° Avant de passer à la recherche de la magnésie et des alcalis, je me suis assuré par l'acide sulfurique et l'oxalate d'ammoniaque que la totalité de la *chaux* était éliminée de la liqueur précipitée par le carbonate d'ammoniaque (2).

MAGNESIUM

« A. — Du phosphate de soude, versé dans une portion de cette liqueur, a produit un précipité de *phosphate ammoniaco-magnésien,* insoluble dans l'ammoniaque, soluble dans les acides.

« 5° Le reste de la liqueur a été évaporé à siccité et le résidu chauffé au rouge, puis dissout dans l'eau et additionné d'un excès de baryte ; le tout a été porté à l'ébullition et filtré. J'ai alors ajouté de l'acide sulfurique et ai filtré une seconde fois.

« 6° Une partie a été mêlée avec de l'alcool et une fraction a été chauffée à l'ébullition et allumée; la flamme produite m'a indiqué la *soude* et la *potasse.*

POTASSIUM

« A. — A une autre portion, j'ai ajouté un excès d'acide tartrique et de l'alcool et ai obtenu un précipité de *bi-tartrate de potasse.*

« B. — Une troisième portion a été traitée par le bi-chlorure de platine et a fourni un précipité de *chloro-platinate de potasse.*

SODIUM

« A. — Le reste de la liqueur alcoolique ayant servi a déceler la *soude* et la *potasse* (6) a été évaporé à siccité et une portion du résidu chauffé au chalumeau, l'aspect de la flamme a caractérisé la *soude.*

« B. — Dans une autre partie de la solution aqueuse du premier résidu (5), l'antimoniate de potasse a produit un précipité *d'antimoniate de soude.*

AMMONIUM

« A. — Une portion de l'eau à analyser, non encore traitée, a été mêlée avec une solution concentrée de potasse caustique et chauffée dans un tube ; le gaz qui s'est dégagé a *bleui,* immédiatement, le papier de tournesol humecté et a donné d'abondantes vapeurs blanches de *chlorhydrate d'ammoniaque* à l'approche d'une baguette trempée dans l'acide chlorhydrique.

« B. — La même expérience, répétée avec l'hydrate de chaux et le papier de tournesol, a donné des résultats identiques.

RÉSUMÉ

« Ces premières expériences m'ont rendue évidente la présence dans *l'eau de Balès* des bases puissantes qui font la richesse de nos principales sources minérales.

« Ce sont, par ordre d'apparition dans les expériences :

  l'Alumine,
  la Chaux,
  la Magnésie,
  la Potasse,
  la Soude,
  l'Ammoniaque.

« Cette dernière ne se trouve, sans doute, qu'accidentellement dans l'eau minérale, c'est-à-dire que sa formation est due à la décomposition des matières organiques qui s'y trouvent en suspension.

RECHERCHE DES ACIDES

« 7° Une quantité donnée d'eau a analyser a été ramenée par l'ébullition à un certain degré de concentration.

ACIDE SILICIQUE

« Une portion, soumise à l'action de l'acide azotique, a laissé déposer un précipité gélatineux de *silice,* soluble dans un excès d'acide et dans les alcalis.

« 8° Le reste, exactement neutralisé par l'acide acétique, a été soumis à l'action de l'acétate de baryte qui a provoqué un précipité.

ACIDE SULFURIQUE

« A. — Ce précipité, traité par l'acide chlorhydrique, a été dissout en partie.

Le *sulfate de baryte insoluble* a été séparé par le filtre.

« B. — La liqueur primitive, traitée par l'acide chlorydrique et le chlorure de barium, a donné un précipité de *sulfate de baryte.*

« 9° Une fraction de la solution chlorhydrique isolée du sulfate de baryte (8° A.), a été essayée par l'ammoniaque qui l'a précipitée de nouveau.

ACIDE PHOSPHORIQUE

« A. — Une autre portion, mélangée avec un excès d'une solution d'alun, a été sursaturée par l'ammoniaque ; ainsi s'est précipitée l'alumine en entraînant *l'acide phosphorique* que j'ai séparé ensuite par le sulfate de magnésie, sous forme de *phosphate ammoniaco-magnésien* insoluble dans l'ammoniaque et dans un excès d'eau, soluble dans les acides.

« Ceci s'explique par les réactions suivantes :

$$x, Ph\ O^5$$
$$+\ Ba\ O, \overline{A} =$$
$$Ba\ O, Ph\ O^5 + x\ \overline{A}$$
$$+\ Cl\ H =$$
$$Ba\ Cl + HO + Ph\ O^5$$
$$+ Al^2\ O^3,\ 3\ SO^3 =$$
$$Ba\ O,\ SO^3 + Cl\ H + Al^2\ O^3,\ Ph\ O^5$$
$$+ H^3\ Az =$$
$$Al^2\ O^3,\ Ph\ O^5 + H^3\ Az$$
$$+\ 2\ Mg\ O,\ SO^3 =$$
$$Al^2\ O^3,\ SO^3 + 2\ MgO,\ H^3\ Az,\ Ph\ O^5$$

« B. — Le sulfate de magnésie, versé dans la solution chlorhydrique, produit un précipité de *phosphate de magnésie*.

« C. — L'acétate de plomb a produit un précipité blanc de *phosphate de plomb* dans la liqueur neutralisée.

« D. — L'acétate de potasse et le perchlorure de fer ont produit, à chaud, un précipité de *phosphate de fer*.

« E. — Enfin, le molybdate d'ammoniaque déjà

employé dans la recherche du *phosphate d'alumine* (1° E.), a été essayé de nouveau et a donné le même résultat.

ACIDE CARBONIQUE

« A. — La présence de cet acide m'a été démontrée par l'effervescence, au contact de l'acide chlorhydrique, du précipité produit par l'acétate de baryte (8° A.).

« B. — De l'eau primitive, additionnée d'acide sulfurique, a été portée à l'ébullition et le gaz qui s'est dégagé mis en contact avec de l'eau de chaux qui a été bientôt troublée par la formation du *carbonate de chaux.*

« C. — La présence de cet acide est, d'ailleurs, rationnelle dès que l'on admet la décomposition du sulfure minéralisateur au contact de l'atmosphère.

ACIDE SULPHYDRIQUE

« Ce gaz, ainsi que je l'ai dit précédemment, ne se trouve à l'état libre, dans *l'eau de Balès,* qu'autant que le sulfure minéralisateur aura été décomposé par un contact plus ou moins long avec l'atmosphère ; aussi n'est-ce qu'à l'état de *sulfure* que j'avais à m'en occuper, et ce travail est parfaitement inutile ici, puisque, n'ayant pas à déceler la présence du sulfure, mais seulement à le doser, j'ai dû renvoyer le résultat du dosage à l'aperçu d'analyse quantitative que je donne plus loin.

« 10° L'eau primitive, traitée par l'acétate de

baryte et séparée par le filtre du précipité formé, a été soumise à l'action du nitrate d'argent, et le précipité argentique mis en digestion avec l'ammoniaque caustique.

ACIDE IODHYDRIQUE

« La découverte de *l'iode* dans l'eau de Balès était chose si précieuse sous tous les rapports, que j'ai heureusement réussi à le trouver, après quelques essais infructueux, par les moyens que je vais indiquer.

« Le résultat a dépassé mon attente, car j'ai pu déceler des quantités d'iode relativement considérables.

« Il est permis, par déduction, d'assurer aussi la présence du *brome*.

« Ce sont de nouvelles et inappréciables richesses que l'on ne soupçonnait pas, je crois, dans l'eau de Balès, et que je suis heureux d'être le premier à signaler.

« A. — La partie du précipité argentique insoluble dans l'ammoniaque a été séparée de celle-ci par décantation et après l'addition préalable de quelques gouttes d'empois d'amidon, décomposée par l'acide nitrique-nitreux ; j'ai ainsi obtenu une très belle et caractéristique couleur bleue.

« B. — L'eau primitive, désulfurée par le sulfate de zinc, mise en contact avec de la baryte, a été, après les filtrations nécessaires, précipité par le chlorure d'argent ammoniacal, et le précipité, mis en contact de l'empois d'amidon, a été traité par l'acide azotique-azoteux qui a provoqué l'apparition de la même couleur bleue.

« C. — L'eau primitive, désulfurée par l'acétate de plomb, soumise à l'action de l'acétate de baryte, a été, après filtrations, traitée par l'azotate d'argent et le précipité obtenu mis en digestion dans l'ammoniaque ; le précipité abondant resté insoluble a été soumis à l'acide azotique-azoteux qui a provoqué le dégagement immédiat de vapeurs *violettes* tranchant dans d'autres vapeurs blanches.

« D. — Les expériences précédentes m'ont rendu assez sûr de mon expérimentation pour que j'ai pu déceler directement *l'iode* dans l'eau primitive, au moyen de l'acide azotique et de l'amidon.

ACIDE BROMHYDRIQUE

« Le procédé de M. Cantù, qu'il serait trop long de décrire ici, m'a permis de préciser la présence du *brome*.

ACIDE CHLORHYDRIQUE

« A. — J'ai distillé de l'eau primitive avec de l'acide sulfurique et du *chromate de potasse ;* le produit de la distillation, saturé par l'ammoniaque, a conservé une teinte jaune, signe de la présence de *chlorures*.

« B. — Une partie de l'ammoniaque ayant servi à la dissolution du précipité argentique (10), a été traitée par l'iodure de potassium, qui a donné un précipité d'iodure d'argent : preuve qu'elle contenait un sel argentique en dissolution, sans doute un *chlorure*.

« C. — Une autre portion, sursaturée par l'acide nitrique, a laissé déposer un précipité abondant, bien en disproportion avec la quantité probable des bromures qui auraient pu y être dissous.

« D. — Une autre partie, traitée par l'acide chlorhydrique et des chlorures, en ayant soin d'éviter l'acidification de la liqueur, n'a donné aucune espèce de précipité.

« 11° Il résulte des essais qui précèdent que l'eau soumise à mes expériences renferme, outre les bases déjà énumérées, les acides :

Silicique,
Sulfurique,
Phosphorique,
Carbonique,
Sulphydrique,
Iodhydrique,
Bromhydrique,
Chlorhydrique.

« 12° Il ne me reste maintenant qu'à saisir et doser chacun des éléments qui précèdent dans leurs combinaisons réciproques, et à déterminer la quantité de matière organique azotée ou sulfurée. Ceci fait le sujet des travaux d'analyse quantitative dont je donne le résultat ci-après.

II. — ANALYSE (1)

Azote................................		non dosé
Monosulfure de sodium...................		0.0605
Silicates et Carbonates. { de potasse ..		0.0472
{ de soude....		0.0560
Sulfate de soude		0.0137
Chlorures.... { de sodium...		0.2038
{ de calcium		
{ de magnésium...		0.0500
Iodure...... . { de potassium..........		
Bromure..... {		0.0115
Phosphate d'alumine...................		
Sels ammoniacaux................. ...		0.0124
Glairine.		
Sulfuraire		0.0540
Fer au minimum		traces
		0.5091

L'eau de Balès, si riche en principes *sulfurés, iodurés, bromurés, salins,* mérite de prendre parmi les eaux des Pyrénées un rang qu'elle ne peut manquer d'obtenir dès qu'une plus grande affluence de baigneurs aura répandu au loin la vérité sur ses merveilleuses propriétés curatives et préventives dans un grand nombre de maladies (2).

30 mars 1858.

Signé : G. Conquaré. »

---

(1) Eau, 1.000 grammes. (Note Conquaré.)

(2) L'eau de Balès se prête très bien au transport et elle est assez saline pour que sa conservation soit garantie pendant un temps assez long. (Note Conquaré.)

Malgré toutes ces études des auteurs dont les ouvrages eurent une grande vogue en hydrologie, tels que Pétrequin et Socquet, Constantin James oublièrent de mentionner Cadéac dans leurs études.

Le professeur Durand-Fardel lui-même conserve une prudente réserve lorsqu'il se contente « de citer simplement Cadéac, sans vouloir préjuger pour cela, dit-il, de la valeur intrinsèque de ce médicament ».

Tandis que le Dr Bourdon reconnaît volontiers, en 1860, que « les eaux de Cadéac sont peu connues, et n'ont été qu'incomplètement analysées, bien que M. Fontan ait savamment disserté sur la cause qui les rend louches.

Cependant elles ont pour elles deux établissements hydrologiques et un médecin-inspecteur qui, sans doute, nous renseignera à l'avenir sur leurs vertus distinctives.

On n'est pas encore fixé sur la base de leur sulfure, ni même sur la certitude qu'elles en aient un : doute que ne partage nullement le savant docteur Gintrac de Bordeaux. »

Par contre le Dr Lambron, dans son ouvrage sur Luchon, est beaucoup plus explicite : « Les bains de Cadéac, dit-il, sont à 3 kilomètres en amont d'Arreau. On y va facilement en 30 minutes par une jolie petite route qui remonte la vallée.

Ce sont les eaux les plus sulfurées de toute la chaîne ; elles renferment par litre 0 gr. 086 de monosulfure de sodium. Il est à regretter que leur basse température oblige à les chauffer pour le service des bains. *Par compensation la double condition de leur basse température et de leur richesse sulfurée les rendrait très propres à être exportées*

pour boisson ; d'autant plus que sous ce mode d'em-
ploi elles ont une action très favorable et déjà bien
constatée. Elles seraient donc susceptibles de don-
ner un revenu important si on savait les faire con-
naître comme on a su le faire pour celles de Labas-
sère de moitié moins riches en sulfuration. »

Dans le même ordre d'idées, en effet, nous devons nous faire un devoir de faire remarquer au
lecteur que l'une des qualités les plus remarquables de l'eau de Cadéac est sa *stabilité.*

La plus chargée des Pyrénées en principe actifs
elle est aussi celle qui, dans le transport et dans
l'embouteillage, perd le moins de sa richesse minérale.

Ainsi diverses expériences faites dans des conditions identiques d'atmosphère, de durée et de
temps ont prouvé que :

l'eau de Cadéac ne perdait de son sulfure que	3 o/o
tandis que l'eau de *Labassère* perdait...	9 o/o
Barèges.................................	27 o/o
Eaux Bonnes	30 o/o
Cauterets (Vieux	42 o/o

M. Filhol écrivit à ce sujet une note ainsi con-
çue :

« Ayant eu, il y a quelques années, l'occasion
de disposer d'une quantité assez considérable d'eau
sulfureuse de Cadéac, j'ai fait une analyse de
cette eau qui fut publiée dans une brochure rédi-
gée par M. le Dr Fourquet.

« Mon analyse confirma ce que plusieurs chimistes avaient annoncé au sujet de cette source à
savoir qu'elle est l'une des plus sulfureuses de la
chaîne des Pyrénées, J'ai visité dans le courant

du mois de septembre 1864, l'établissement de Cadéac (rive gauche), et j'ai pu constater de nouveau
la richesse remarquable de cette eau minérale.
L'eau de Cadéac étant très sulfureuse et presque
froide, j'ai pensé qu'elle s'altérait beaucoup moins
par le transport que la plupart des eaux sulfureuses thermales.

Pour m'en assurer j'ai prié le propriétaire de
l'établissement thermal de Cadéac de m'envoyer
à Toulouse quelques bouteilles d'eau minérale de
sa source. Il a bien voulu se rendre à mon désir,
et j'ai fait des essais qui ont confirmé l'opinion
que je m'étais faite *a priori*, relativement à la stabilité de cette eau.

Un litre d'eau de Cadéac, analysée par le procédé de la sulphydrométrie, absorbait après un
mois de séjour à Toulouse 0 gr. 245 d'iode, ce qui
représente une teneur en sulfure de sodium égale
à 0 gr. 075. L'analyse de l'eau prise au griffon et
examinée sur le champ m'avait conduit à lui assigner une teneur en sulfure de sodium de 0 gr. 078.
On voit que la perte éprouvée par l'eau de Cadéac,
à la suite du transport est presque nulle et que
cette eau possède après un long séjour en bouteil-
les une richesse presqu'aussi grande qu'au moment
où elle vient d'être puisée à la source.

Toulouse, ce 21 décembre 1864.

Signé : E. Filhol. »

Cette note du professeur Filhol vient confirmer les
expériences que nous avons rapportées plus haut ;
elle fixe d'une façon formelle un point d'économie
politique et médicale important au suprême degré

et pour la source et pour le malade ; à savoir :
l'exportation de l'eau sulfureuse froide de Cadéac,
sa consommation à domicile, et ce : en toute saison. L'intérêt qui s'attache à cette question est trop
considérable au double point de vue clinique et
social pour ne point retenir l'attention d'un public
éclairé ; aussi nous permettra-t-on d'y insister ul-
térieurement.

Cependant l'article de Rotureau, paru en 1871,
dans le Dictionnaire de Dechambre, ne nous apprend rien de nouveau sur les sources de Cadéac,
signalons-le simplement au point de vue bibliographique.

Tandis que nous devons rapporter ici une remarque de MM. Jacquot et Wilm, en 1894, dans leur
ouvrage sur les *Eaux Minérales de la France* : « Les
bains de Cadéac, écrivent-ils, situés à un kilomètre
au sud de ce village, qui occupent dans la vallée
d'Aure une position très avancée vers le Nord, est
exceptionnelle eu égard à la nature des eaux sulfurées sodiques qui les alimentent. Il y a lieu de
faire remarquer à cet égard qu'ils sont dans la dépendance d'un pointement granitique assez étendu
qui se trouve dans la vallée voisine du Louron
au voisinage de Bordères. On est d'autant plus
autorisé à faire ce rapprochement qu'il y a également dans cette vallée des bains sulfureux si-
gnalés sur la carte du dépôt de la Guerre à la limite
septentrionale du pointement. »

Le 1er juin 1894, M. le professeur Garrigou fit
dans le service du professeur A. Robin, à la Pitié,
une conférence sur les stations thermales des Pyrénées, et voici les quelques mots qu'il voulut bien
consacrer à la nymphe de Cadéac :

« Cette station, dit-il, est alimentée par des sources très sulfurées, contenant du sulphydrate de sulfure alcalin. Température 12°4, NaS, HS, 0 gr. 078.

« Les établissements sont un peu primitifs, mais l'action des eaux est remarquable pour le traitement des vieux rhumatismes avec atteintes organiques du côté des articulations.

« On boit également les eaux quoique froides, pour combattre les affections de l'arbre aérien.

« Station très calme. »

Carez étudia surtout en 1904 la géologie de Cadéac « dont les sources, au nombre de cinq, dit-il, renferment du sulfure de sodium, du sulfate de soude, du chlorure de sodium et de l'acide silicique.

« Elles sortent d'un terrain primaire ou de transition et viennent émerger au milieu de schistes et calcaires siluriens au voisinage du granit.

« M. Bresson dit que les sources de Cadéac et du Louron sortent du carbonifère. »

Nous ne pouvons terminer ce chapitre sans donner l'article autorisé, quoique fort simple et fort honnête du professeur Arnozan et Lamarque, dans leur *Précis d'Hydrologie Médicale* éditée en 1913 :

« A trois kilomètres au sud d'Arreau, terminus d'un embranchement qui se détache à Lannemezan de la ligne Toulouse-Bayonne, et à 727 mètres d'altitude, se trouvent à l'entrée de la magnifique vallée d'Aure, les deux établissements de Cadéac, situés de chaque côté de la Neste.

« Les quatre sources de Cadéac sont froides ; elles comptent parmi *les plus sulfureuses des Pyrénées* (sulfure de sodium 0 gr. 077).

« Elles sont remarquables par leur *fixité* et de-vraient être l'objet d'une *exportation importante.*

Leurs indications thérapeutiques sont celles des eaux sulfurées sodiques fortes et tout particulièrement *le rhumatisme, la scrofule, les catarrhes bronchiques.* »

Voici enfin les toutes récentes expériences analytiques que nous devons à la bonté de M. le professeur Garrigou, qui nous dit auparavant des observations antérieures sur les sources de Cadéac.

Le 4 octobre 1874, la source buvette de l'établissement Fisse (1), située dans la cuisine à droite en entrant marquait 13°6 au thermomètre, étalon du Dr Garrigou ; la température extérieure étant de 14° et la pression atmosphérique de 697 $^m/^m$.

Le degré sulphydrométrique réel, avec la liqueur Filhol, fraîchement préparée, et avant addition de chlorure de baryum, était de 0 gr. 078 de monosulfure de sodium.

L'eau ne dégageait pas la moindre bulle de gaz.

Cette eau transportée à diverses reprises dans le laboratoire du Dr Garrigou, a constamment marqué le même degré sulphydrométrique avec la liqueur Filhol fraîchement préparée. Sans addition de nitrate de baryte la sulfuration était de 0 gr. 078 de monosulfure de sodium par litre ;

Après addition de nitrate de baryte elle était de 0 gr. 076.

D'un autre côté Gintrac, Fontan, Filhol, tous chimistes habiles et consciencieux, ont trouvé que

---

(1) Rive gauche de la Neste.

la source principale de l'établissement Balès (1), marquait par la sulphydrométrie 0 gr. 0768 de monosulfure de sodium par litre après addition de nitrate de baryte.

On peut donc dire qu'au point de vue de leur

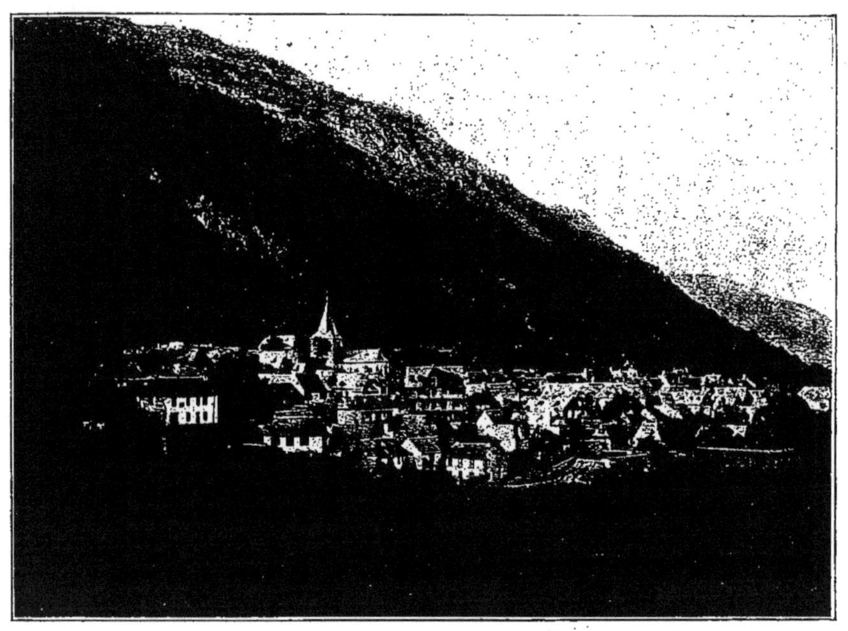

Village de Cadéac. — Vue générale.

sulfuration les deux sources ont à peu près le même titre, examinées par le même procédé analytique.

La quantité de sulfite de soude qui accompagne le monosulfure est, d'après M. Garrigou, de

____

(1) Rive droite de la Neste.

0 gr. 000056 par litre, calculé en monosulfure de sodium.

Le résidu salin de l'eau de l'établissement Fisse, calculé par M. Garrigou, est de 0 gr. 0404 à 180° par litre ;

Celui de l'établissement Balès est de 0 gr. 0492 à 110°.

Le degré hydrotimétrique du premier étant de 2°, celui du second de 7° (Garrigou).

Une recherche des métaux, faite chimiquement par le professeur Garrigou, sur dix litres d'eau de chaque établissement, a permis de constater la présence des métaux du sixième groupe, groupe de l'Arsenic ; du cinquième groupe, groupe du Cuivre ; du quatrième groupe, groupe du Fer ; du troisième groupe, groupe de l'Alumine.

La présence de l'Arsenic, du Cuivre, du Fer et de l'Alumine est très nette.

Ces diverses expériences ont eu lieu en juin 1914 sur de l'eau transportée à Toulouse dans les laboratoires de M. le professeur Garrigou, le surlendemain de la prise au griffon.

CHAPITRE VIII

OBSERVATIONS CLINIQUES

Dans l'ordre chronologique nous trouvons d'abord une série d'observations, certaines encore inédites, d'autres publiées à l'époque dans la *Gazette Médico-Chirurgicale de Toulouse*, par notre regretté père, alors interne à l'Hôtel-Dieu de Toulouse :

OBSERVATION PREMIÈRE (1).

**Ostéo-Périostite du médius et de l'annulaire traitée
par l'eau de Cadéac. — Guérison.**

L'abbé L..., de Saint-Gaudens, âgé de 26 ans, d'un tempérament lymphatique. Au mois de mai 1868, il fut atteint d'un double panaris au médius et à l'an-

____

(1) Observation inédite.

nulaire de la main gauche. La gravité du mal fut telle que le médecin voulait lui amputer les deux doigts. La suppuration était telle qu'il fallut faire deux débridements sur la face palmaire et un sur la face dorsale de la main. Le malheureux abbé ajoute qu'il n'espérait guère plus en la vie de ce monde. Après une abondante suppuration et dès que la douleur fut devenue plus tolérable, il alla passer vingt jours aux eaux de Siradan (1) dont il n'obtint pas d'amélioration. En août on lui conseille une saison à Barèges, il s'y rendit et à la mi-septembre il en revenait dans le même état qu'au point de départ. Dès lors le chirurgien propose de nouveau l'amputation des deux doigts avec la résection de la tête du quatrième métacarpien qui lui paraissait très compromis. Tout l'hiver de 1868 à 1869 se passa ainsi en une lutte entre l'abbé et son médecin.

Pendant ce temps on lui conseille de faire usage des eaux de Cadéac.

Au mois de mai 1869 nous trouvons le malade en train de se baigner depuis 8 jours et nous constatons l'état suivant :

Les deux doigts ont la forme d'un boudin ; ils ont presque un volume triple de l'état normal. Ils sont parsemés de pertuis nombreux donnant issue à une grande quantité de pus : une cuillerée à café chacun dans la journée. Le médius offre quatre orifices et l'annulaire trois, dont un très grand et deux plus petits. La surface cutanée est violacée mais peu dou-

---

(1) Petite station des Hautes-Pyrénées. Gare de Saléchan, près Luchon. Il y a 2 sources sulfatés calciques, et deux sources ferrugineuses bi-carbonatées, faiblement minéralisées.

loureuse au toucher ; une crépitation osseuse des mieux caractérisée se perçoit très bien dans les deux doigts ; on ne distingue plus les lignes articulaires ; les doigts sont rigides.

L'état général paraît bon, sauf une légère teinte couleur paille, peu apparente il est vrai, à cause de l'état toujours enjoué de notre malade ; la muqueuse gingivale est décolorée. Je conseille à l'intéressant abbé l'extraction des esquilles, mais c'est peine perdue. Il veut avant tout faire usage des eaux et il continue de se baigner chaque matin et de boire deux verres d'eau par jour. Quelques jours après il vient à ma rencontre et m'annonce qu'il se trouve mieux ; le médius paraît diminué de volume ; la suppuration est devenue plus abondante aux deux doigts. L'appétit a considérablement augmenté : phénomène attribué par le malade aux nombreuses courses faites dans les montagnes voisines. Le 3 juin je vois poindre à l'un des pertuis de l'annulaire une esquille que j'extrais simplement ; une seconde subit le même sort que la première ; la douleur a été insignifiante et le malade se résigne dès lors à me laisser agir de même pour les autres lorsque l'occasion se renouvellera.

Je dus me tenir pour satisfait, je possédais les deux tiers de la phalangine ; 4 ou 5 jours plus tard, il m'en montra 3 autres petits fragments d'un centimètre de grandeur provenant de la phalange. En examinant le médius je trouvais une autre esquille faisant hernie à la surface palmaire : j'agrandis immédiatement l'ouverture trop petite et je pus en extraire quatre esquilles : Je dus faire une compression méthodique par un bandage roulé pour arrêter l'hémorrhagie, phénomène qui inquiéta plus le malade que celui de la douleur.

*En même temps les articulations métacarpo-pha-
langiennes laissaient exécuter quelques mouvements.*

*Le 11 juin le volume des doigts était sensiblement
plus gros qu'à l'état normal, et la suppuration était
très peu abondante. Enfin le 17 eut lieu la sortie de
la dernière esquille de la phalangette du médius. Le
malade resta à Cadéac jusqu'au milieu de juillet, époque à laquelle s'arrêta l'écoulement du pus.*

*Il y revint au mois de septembre et je constatais
l'état suivant : Le médius déformé au niveau de l'arti-
culation de la phalangine à la phalangette ; elle est
ankylosée ainsi que celle de l'annulaire quoique à un
degré moindre. Les deux doigts sont très amaigris ;
les articulations métacarpo-phalangiennes et pha-
lango-phalanginiennes, sont encore un peu gênées. La
peau est labourée par des cicatrices nombreuses.*

J'ai revu l'abbé en juin 1870 à Toulouse et il ne
lui restait plus comme infirmité que l'ankylose
de la petite phalange du médius et la trace des cicatrices ; les ongles se sont heureusement rétablis
d'une façon assez régulière, et par un coup d'œil
rapide jeté sur cette main l'observateur ne se doute
nullement qu'elle a été si gravement compromise.

Observation II (1)

Bronchite Herpétique chronique guérie par les eaux de Cadéac.

On trouve, disent les auteurs du *Compendium de Médecine,* peu de cas avérés de guérison d'une bronchite chronique. Cette assertion, mise en avant par des cliniciens aussi recommandables, m'a trop frappé pour que je laisse passer sous silence un cas de guérison radicale par les eaux de Cadéac, d'une bronchite chronique sous la dépendance d'un vice herpétique.

Au mois de mai 1868, je fus consulté par le nommé X..., préposé des douanes, âgé de 42 ans, il jouit d'une bonne constitution. Le malade accuse en avant et en arrière de la poitrine, une forte démangeaison qui s'irradie parfois sur les membres, avec une complication de quelques quintes de toux. Interrogé sur ses antécédents il ne m'apprend qu'une seule chose digne d'être notée : en 1848, au commencement des troubles révolutionnaires, à la suite des fréquentes manœuvres qu'on lui faisait exécuter, il rentra un jour à la caserne tout couvert de sueur : il fut bientôt pris d'une violente douleur au côté avec fièvre. Obligé de se coucher il fut traité, assure-t-il, pour une fluxion de poitrine, dont il guérit entièrement. Il n'a plus éprouvé

---

(1) Observation publiée dans la *Gazette Médico-Chirurgicale de Toulouse,* n^{os} du 10 février, 20 février et 10 mars 1869.

aucun phénomène morbide jusqu'en décembre 1867.

A cette époque il fut atteint d'un rhume intense, avec un brisement général qui, sans le forcer à garder le lit, le fatigua beaucoup et lui laissa trois semaines plus tard, une violente toux dont il était tracassé quelquefois pendant dix à quinze jours de suite. Des soins hygiéniques furent seuls employés, à l'exception d'une pommade qu'une personne charitable lui donna. Il attribue à cette pommade la majeure partie de son mal : il en frictionna le devant de sa poitrine, et, après l'apparition de plusieurs gros boutons ou furoncles, il éprouva un léger soulagement. Mais, quoi qu'il en soit, il n'a jamais été entièrement guéri de son rhume, et il a éprouvé plusieurs périodes de rémissions et de rehaussement. Cependant l'éruption disparaît par intervalles de 15 à 20 jours, pour faire place à une toux qui l'incommode beaucoup.

Fatigué enfin de cette triste situation, il vint réclamer mes soins le 18 mai 1868.

Nous constatons sur la face antérieure de la poitrine, une éruption confluente de nombreuses vésicules qui sont en général de la grosseur d'une tête d'épingle. Mais quelques unes présentent un plus gros volume, et plusieurs sont encore saignantes. Sur la face postérieure ces vésicules sont plus disséminées ; et on les remarque encore avec beaucoup moins d'abondance sur les membres. Avec un peu d'attention, on en voit un bien petit nombre qui sont légèrement rosées à la base. Le malade y accuse une démangeaison continuelle, mais augmentant d'intensité tous les soirs. Ces phénomènes ne se produisent pas lorsqu'il est pris de toux, et qu'il crache quelque peu.

L'examen des organes thoraciques ne révèle aucun symptôme morbide. La percussion donne une réso-

nance normale, et, à l'auscultation, on ne perçoit partout que le murmure vésiculaire. Néanmoins le malade dit tousser un peu. Il n'y a rien de notable du côté des autres organes.

Traitement : Cinq bains émollients, un tous les deux jours ; puis frictions au sortir du bain avec une pommade alcaline camphrée et opiacée. Pour boisson : tisane amère. J'engage le malade à revenir 12 jours plus tard.

Le 27 mai le malade vint m'annoncer que le rhume est revenu et que la toux le fatigue. L'éruption a disparu presque complètement, et le malade n'éprouve plus de démangeaisons. Il y a de la douleur sous-sternale ; la percussion ne donne rien de nouveau ; mais l'oreille perçoit plusieurs râles sibilants disséminés dans toute la poitrine, et quelques râles sous-crépitants sur quelques points en arrière. Il y a expectoration de quelques crachats muqueux. L'état fébrile est peu marqué et l'appétit conservé.

Traitement : Tisane pectorale ; poudre de Dower 0 gr. 02 pendant trois jours.

Le 1ᵉʳ juin la toux n'a pas diminué, mais elle est devenue plus humide, elle lui permet de cracher facilement. Le malade n'accuse pas de douleur.

Traitement : Potion avec sirop thébaïque et extrait de belladone.

Le malade continue toujours son service. Une subite variation de température n'a apporté aucune fâcheuse aggravation à son mal. La bronchite a sensiblement disparu ; mais le 10 juin apparaît une légère recrudescence de l'éruption cutanée. Les phénomènes déjà constatés une première fois se reproduisent avec la plus grande exactitude.

Traitement : Tisane de pensée sauvage ; ajouter à

chaque bain 120 grammes de sous-carbonate de soude.

Le 24 juin se déclare une nouvelle exacerbation du côté des organes pulmonaires. La toux est sèche et le malade expulse difficilement de petits crachats qui sont d'un blanc sale et tenaces.

Même traitement que la première fois ; nous ajoutons seulement de l'eau de goudron, et par jour un des paquets suivants :

1º Sulfure d'antimoine.........	0^{gr}05	Pour un paquet.
2º Crème de tartre............	1^{gr}	A continuer
3º Soufre sublimé.............	1^{gr}	pendant dix jours.

Malgré l'alternance de cette affection qui se porte tantôt sur l'appareil tégumentaire, et tantôt sur la muqueuse des bronches, l'état général est resté assez satisfaisant, et le malade se livre sans aucun inconvénient bien marqué à ses occupations habituelles. J'ai ajouté au traitement antérieur les préparations de térébenthine et les pastilles soufrées, sans en obtenir un résultat fovarable : Les symptômes sont absolument les mêmes qu'au début de la maladie.

Arrivé ainsi à la fin d'août, le malade, sur mes conseils demande un congé, et part le 2 septembre 1868 pour Cadéac, afin de faire usage de ces eaux pendant tout le mois de septembre.

A son départ, je conseillai au malade l'emploi de cette eau en bains et en boisson. Je lui ordonnai de prendre un bain tous les deux jours. De plus je lui recommandai de bien graduer la dose de l'eau prise à l'intérieur : il devait commencer par un demi-verre les trois premiers jours, prendre un verre les trois jours suivants, et augmenter ainsi d'un demi-verre tous les trois jours jusqu'au seizième jour. Arrivé à ce point, il devait diminuer la dose d'un demi-verre tous les trois jours jusqu'au 30 septembre. J'ajoutai à la prescription de couper chaque fois l'eau avec du lait.

Le malade n'a point exécuté fidèlement notre ordonnance ; il a bu un demi-litre d'eau chaque jour et il prenait un bain tous les trois jours.

Pendant son séjour il m'a prévenu deux fois de son état. Après les dix premiers jours : disparition complète de la toux. Mais le onzième jour, le mouvement fluxionnaire vers la peau s'est fait sentir avec la même intensité que précédemment, et a augmenté pendant les trois jours suivants. Cette éruption, enfin, a disparu peu à peu, pour faire place le dix-neuvième jour, à une constriction très accentuée vers la base de la poitrine. La digestion se fait plus difficilement. Il a suspendu tout traitement le 20 et le 21. Malgré cette indisposition le malade était content de ne pas voir revenir son rhume. Le 22 il recommence à boire et à se baigner. Le 25 il éprouve un mieux très marqué ; il se sent entièrement dégagé. Toute dypsnée a cessé, et le malade fait de longues et de pénibles excursions sur la montagne, sans éprouver aucune fatigue ; ses forces lui paraissent d'ailleurs très considérablement accrues, et il peut respirer l'air pur avec facilité ; enfin il n'a plus ni démangeaison ni toux, et il fixe son départ pour le 2 octobre.

A son retour j'ai constaté son entière guérison. La surface cutanée est saine dans toute son étendue ; elle est seulement devenue d'un brun plus foncée, phénomène que le malade attribue au séjour de la montagne. Tous les autres organes sont également sains. Depuis cette époque nous avons revu le malade plusieurs fois, et nous n'avons pas eu lieu de remarquer la moindre trace de récidive.

RÉFLEXIONS

Le lecteur a déjà diagnostiqué avec nous l'existence d'une bronchite chronique compliquée d'un prurigo. En présence des symptômes pathognomoniques qui ont caractérisé cette maladie, le moindre doute ne saurait, en effet, s'élever sur sa nature. D'ailleurs l'idée d'un rapprochement entre ces deux affections vient naturellement à l'esprit, lorsqu'on songe à la continuité de la muqueuse des bronches avec l'appareil tégumentaire. Aussi notre discussion ne portera point sur le diagnostic, mais bien sur l'opportunité du traitement que nous avons mis en usage.

Nous avions, sans obtenir un résultat favorable, épuisé la plupart des ressources de la thérapeutique employées contre cet état morbide. Il ne nous restait plus, en effet, que deux moyens : les sulfureux avec les alcalins, ou bien les arsénicaux. Si, à l'exemple de Dioscoride, et d'après l'existence du vice dartreux, nous n'avons point administré les préparations arsénicales, voici les motifs de notre conduite : la longueur du traitement par l'arsenic, la perspective d'un résultat douteux, la répugnance du malade à continuer un pareil traitement, s'il en avait découvert la composition ; et enfin, l'opinion de Durand-Fardel, qui vaut bien, ce nous semble, celle de Dioscoride. « S'il y a concordance, dit, en effet, Durand-Fardel, d'une affection catarrhale avec une diathèse herpétique, on choisit des eaux très fortement sulfurées. » Et d'un autre côté Cazenave recommande plus particulièrement d'ajouter en pareil cas les bains alcalins.

Et quelle source mieux que Cadéac pouvait nous offrir de pareils avantages ? Ces eaux, en effet, quoique froides, sont très sulfureuses à la fois et très fortement alcalines ainsi qu'il résulte de l'analyse qu'en a faite M. Filhol : c'est pourquoi, elles convenaient à la double indication que nous avions à remplir ; et notre espérance n'a pas été déçue.

Notre tâche n'est point encore terminée ; il nous reste à donner l'explication de la grande rapidité d'action de ces eaux, auxquelles nous devons un si grand service.

Cependant, avant d'entreprendre ce sujet, nous nous croyons obligé, parce que nous les respectons trop, de répondre à ceux de nos collègues qui nous ont objecté que beaucoup d'autres établissements thermaux des Pyrénées auraient pu remplir, avec un égal succès, les indications fournies par l'état morbide que nous avions à combattre. Mais la coexistence de la bronchite et de la diathèse herpétique viennent, ce nous semble, détruire cette assertion.

En effet, lors même que la bronchite eut été simple, les eaux de Cadéac devaient être préférées à toutes les autres sources, si ce n'est à celles de Luchon. Car, le tableau comparatif suivant, tiré de l'analyse des eaux qu'on nous a opposées, en indiquant le degré de sulfuration, montre le rang que chacune d'elles doit occuper dans la thérapeutique :

	SULFURE DE SODIUM PAR LITRE
1° Cauterets : La Raillère	0^{gr}0192
2° Cauterets : César-Vieille	0 0297
3° Eaux-Bonnes	0 0214

4º Barèges : Tambour	0 0404
5º Labassère.	0 0464
6º Ax (bains Viguerie)	0 0284
7º Cadéac : température naturelle	0 0750

Mais nous avions encore à guérir le vice herpétique. Or, ici, les eaux de Cadéac, plus que les autres sources, devaient nous assurer encore le succès, à cause de la supériorité de leur élément alcalin.

Et pourquoi, m'a-t-on dit encore, pourquoi ne pas envoyer votre malade à Luchon, où les deux substances : sulfureuse et alcaline se trouvent aussi heureusement combinées qu'à Cadéac, et dans d'aussi fortes proportions à peu de chose près ?

Si nous n'avions considéré que les principes minéralisateurs des eaux, sans doute nous aurions cru trouver à Luchon les mêmes avantages qu'à Cadéac. Mais il fallait aussi faire attention à la température, et se souvenir que, dans l'emploi des eaux minérales on doit souvent préférer l'action altérante à l'excitation thermale. Nous devions donc craindre (et les auteurs spéciaux le constatent tous les jours), que, sous l'influence de la thermalité considérable des eaux de Luchon, il ne fût survenu une recrudescence plus ou moins aiguë, et que cet accident n'eut obligé le malade à suspendre le traitement. De là auraient résulté, sans contredit, plusieurs graves inconvénients : d'abord, longueur du traitement pour ce malade peu fortuné et croyance de sa part à une nouvelle maladie, d'où inquiétude profonde et aversion pour cette station thermale, et peut-être aussi départ prématuré et guérison incomplète.

Or, les eaux de Cadéac, en raison même de leur basse température, ne devaient point nous donner de telles alarmes. Avons-nous besoin de répéter que le résultat est venu justifier nos prévisions ? S'est-il manifesté un caractère d'acuité pendant tout le traitement ? Y a-t-il eu une seule crise bien apparente ? Et ce mouvement fluxionnaire qui s'est montré le onzième jour, et cette indisposition du 20 et 21, offrent-ils quelque importance comme réaction fonctionnelle ? Certes ce fait est d'autant plus sérieux que le malade a pris une plus grande quantité d'eau ?

On ne peut pas non plus, à cause de l'alternance continuelle des phénomènes de la poitrine avec ceux de la surface cutanée, nous objecter que la maladie était purement locale ? Et qui aurait pu établir si le vice herpétique dominait l'état catarrhal, ou l'état catarrhal le vice herpétique ? Aussi, d'après le précepte, nous l'avons dit, de M. Durand-Fardel, cet auteur si recommandable en pareille matière, nous conseillâmes ou malade l'usage interne et l'usage externe de ces eaux, le second comme complément du premier. Cependant il nous est impossible de dire si cette guérison est due à l'action directe des eaux sur la surface cutanée, ou bien à un surcroît d'activité imprimé à l'économie toute entière par l'eau prise à l'intérieur. Quoi qu'il en soit, nous croyons qu'il n'a pas été moins utile pour le malade de se baigner que de prendre de l'eau en boisson.

Si maintenant on se demande pourquoi le malade a été guéri si promptement et si radicalement, on en trouve la raison dans les trois considérations qui vont suivre.

1° Et d'abord, personne ne peut contester que, plus une source minérale contiendra de principes actifs, et plus cette source aura une action sûre et rapide. Or, le lecteur sait déjà que les eaux de Cadéac l'emportent par leur richesse sur toutes les autres sources des Pyrénées.

2° De plus l'absorption de ses principes est d'autant plus complète, que la température dont elles jouissent est plus basse et que leur stabilité est plus grande.

3° Enfin, la troisième et selon nous, la principale raison de cette grande rapidité d'action des eaux de Cadéac réside dans l'absence plus ou moins complète du blanchîment. Si parfois on observe ce phénomène dans cette station, cela tient à des conditions atmosphériques et à la manière. dont l'air agit sur les principes de ces eaux. Du reste lorsque les réservoirs sont presque pleins et fermés, le blanchîment y est nul. Or, on comprend aisément, malgré l'opinion publique, que l'absence du blanchîment doive augmenter l'activité des eaux. Puisque ce phénomène, en effet, consiste dans la précipitation d'une portion du soufre que contiennent les eaux, si cette précipitation n'a pas lieu, le malade alors absorbera une plus grande quantité du précieux métalloïde qui doit contribuer puissamment à sa guérison.

Observation III (1)

Catarrhe vésical guéri par l'eau sulfureuse de Cadéac exportée.

M. P..., fontainier-mécanicien, doué d'un tempéramment légèrement lymphatique, est occupé depuis deux ans environ à la confection du nouveau système hydraulique des deux châteaux d'eau de notre ville.

Quatre ou cinq mois après avoir séjourné chaque jour dans ce milieu toujours humide, il ressentit une douleur intense à la région hypogastrique qui fut suivie d'une légère fièvre avec envies fréquentes d'uriner et émission d'un liquide rouge, couleur de brique ; phénomènes morbides qui cédèrent à quelques émollients et à quelques jours de repos.

Peu de temps après, son garçon de service lui fit remarquer que ses urines laissaient déposer au fonds du vase une matière compacte et semi-liquide. Dès lors M. P... examine très attentivement le nouveau produit de la miction et cherche vainement à en trouver la cause. En l'absence de toute douleur, il se garde bien de faire appeler le médecin, et entreprend luimême son traitement au moyen de conseils puisés dans la quatrième page des feuilles publiques. Il s'abreuve donc d'iodure de potassium, de sirop dépuratif et de plusieurs autres célèbres panacées, mais, malgré l'ingestion de tous ces remèdes, voyant la per-

---

(1) Observation publiée dans la *Gazette Médico-Chirurgicale de Toulouse,* nᵒˢ du 20 février et 1ᵉʳ mars 1870.

sistance et l'augmentation de la matière purulente de ses urines, il se décide à réclamer les secours de l'art.

Il me fit appeler le 21 janvier 1869 au matin. Je le trouve très amaigri, sans fièvre, avec sécheresse de la peau et très préoccupé de sa maladie dont il s'empresse de me montrer les effets dans le vase contenant les urines de la veille.

L'examen direct me fait constater environ un litre de liquide divisé en deux parties superposées ; la première couche qui en constitue les deux tiers offre l'aspect normal de l'urine ; après l'avoir vidée avec précaution, j'aperçois un magma assez consistant d'un blanc sale, absolument semblable à du pus, se mélangeant très bien avec l'urine dont j'ai agité une partie ensemble. Mes recherches dans tout le dépôt n'ont pu me faire découvrir aucun pseudo-membrane. La palpation abdominale ne fait accuser aucune douleur ; il n'y a pas de constipation. Le malade affirme n'avoir jamais en d'accidents vénériens ; il n'éprouve point de dysurie. Il observe toutefois un régime des plus sobre en s'abstenant de café et d'alcool ; il boit très peu de vin.

En attendant que je puisse explorer la vessie, je prescris :

> Tisane de bourgeons de sapins ;
> Sirop de térébentine   }
> Sirop de baume de tolu   }   â â

A prendre trois cueillerées à soupe par jour.

L'examen chimique des urines ne démonre pas de traces d'albumine ; elles ne laissent pas non plus dégager d'odeur spéciale.

Le 28 janvier les produits excrétés n'ont pas changé

d'aspect. La sonde est introduite sans difficulté dans la vessie où je ne trouve pas de calcul.

Le 2 février le malade a continué son travail, n'a pas eu d'accès de fièvre. Je pratiquai de nouveau le cathétérisme qui ne me révèle pas plus que précédemment la présence d'un calcul ou d'une tumeur quelconque dans la vessie.

Même traitement et deux bains généraux simples à trois jours d'intervalle.

Le 10 février l'état du malade n'a pas changé : Les dépôts de l'urine de la journée, quoique peut être moins abondants, au dire du malade, sont toujours puriformes. Ceux des deux dernières nuits que j'examine ne me paraissent pas avoir sensiblement diminué. J'insiste à interroger le malade au point de vue de la douleur : il me répond qu'il ne souffre jamais. Il continue à être sobre dans son régime. Je prescris cinq cueillerées à soupe de sirop balsamique.

Le 20, je ne constate pas d'amélioration ; j'explore de nouveau la vessie et convaincu de l'absence de tout corps étranger, je prescris matin et soir une pilule avec :

Térébenthine de Venise	0^{gr}12^{cg}
Camphre	0 04
Extrait thébaïque	0 02

Sous l'influence de cette médication le dépôt devient moins abondant et les urines de la nuit du 1er mars sont plus blanches et presque lactescentes. Mes nouvelles recherches ne me font pas découvrir de produits muqueux ou pseudo-membraneux. Le malade a eu quelques légères coliques, mais de peu de durée.

Le 8 mars n'ayant rien de nouveau à constater je retranche le camphre de mon ordonnance et je le remplace par 0 gr. 06 d'ergotine Bonjean. Même régime.

Le 20 mars, la composition des urines a changé ; le pus s'y trouve en moitié moins d'abondance et a cédé sa place à du mucus flaconneux qui flotte au milieu du liquide ; la matière puriforme offre également une couleur moins foncée. Le malade commence à espérer une prochaine guérison. Même traitement.

Le 26 je suis appelé en toute hâte et je trouve mon malade qui, s'étant mouillé la veille et ayant éprouvé un grand froid, a été pris dans la nuit d'une toux sifflante qui le fatigue beaucoup. Je constate, en effet, tous les symptômes d'une courbature avec bronchite; je prescris la poudre de Dower à la dose de 0,30 centigrammes pour la journée avec conseil d'exciter une forte sueur. La transpiration a lieu en effet ; et le lendemain, 27, il prend une potion calmante que je continue le 28 et 29 à cause de la toux quinteuse qui le réveille la nuit. Enfin le 30 il se lève et je me livre de nouveau à l'examen des urines. Quel n'est pas mon étonnement en apercevant encore le pus déposé au fonds du vase en aussi grande quantité qu'au commencement ; la couleur est également devenue très rougeâtre. J'ordonne encore deux pilules par jour d'ergotine et térébenthine.

Le 10 avril le dépôt est devenu légèrement muqueux et on aperçoit des filaments nombreux surnager dans le liquide qui offre encore une très grande quantité de résidu opaque.

Le malade éprouve de l'inappétence, il paraît avoir beaucoup maigri et se montre entièrement découragé ; il m'annonce qu'il veut prendre un congé pour tenter sa guérison avec plus de chance, si je puis lui offrir un meilleur remède. J'attendais déjà depuis plus d'un mois une pareille résolution pour mettre en usage la médication par l'eau sulfureuse de Cadéac, *prise en boisson et en injections vésicales. Il m'avait refusé ce traitement depuis plusieurs semaines, aussi je m'empressai de l'employer.*

J'ordonne un verre chaque matin d'eau de Cadéac coupée avec une égale partie de lait. Je pratique sur le champ une injection d'eau tiède pour calmer les appréhensions du malade qui redoutait fortement l'introduction de l'eau sulfureuse dans la vessie. L'injection ne lui faisant éprouver aucune douleur : son courage se ranime et il me promet de supporter désormais cette opération avec la même énergie. Je prescris un bain général à prendre dans la journée ainsi que le repos.

Le 16 avril au matin, pas de changement notable dans les urines ; le malade a pris l'eau minérale sans répugnance et il me demande lui-même l'injection. J'introduis de suite dans la vessie un verre d'eau de Cadéac mélangée avec un verre d'eau tiède, je retire la sonde et fais garder le liquide médicamenteux dix minutes montre en main.

L'eau est ensuite rejetée au dehors très troublée et rendue opalescente par de petits grumeaux de pus. J'ordonne le repos absolu pour la journée, pendant laquelle le malade éprouve 10 à 12 fois des envies d'uriner sans que la miction fut rendue douloureuse.

Le 17, l'urine a bien changé ; le dépôt purulent est diminué de moitié sur la quantité du liquide excrété depuis l'injection. Même traitement et de plus un bain.

Le 24, le malade s'empresse de nous annoncer une amélioration des plus considérables, le dépôt puriforme tend à disparaître chaque jour de plus en plus et cède sa place à quelques mucosités filamenteuses. Je pratique une nouvelle injection avec deux verres

*d'eau minérale et un verre d'eau ordinaire. Ce mé-
lange est conservé 15 minutes. L'aspect du liquide est
encore changé à son issue ; il est moins opaque que
la première fois ; ce qui donne au malade l'espoir
d'une guérison certaine. Je prescris un verre et demi
d'eau sulfureuse à prendre chaque matin. Même régime, repos, bain.*

*Le 25 le ténesme vésical a été moins accentué ; le
malade a uriné 6 à 7 fois. Les produits de la miction
ne présentent que des traces légères de dépôt au fond
du vase.*

*Le 30 les urines n'offrent plus que des mucosités
très disséminées ; la couleur est légèrement pâle ; on
constate l'absence de sédiment. Je pratique une autre
injection avec deux verres et demi d'eau minérale pure
sans faire éprouver au malade la moindre douleur.
L'eau est expulsée un quart d'heure après, ayant à
peine pris une teinte blanchâtre. Même traitement.*

*Le 5 mai les urines ont repris leur coloration nor-
male. Néanmoins dans le seul but de consolider la
guérison, j'introduis de nouveau trois verres d'eau
sulfureuse dans la vessie. L'injection revient sans
présenter de changement. Je conseille enfin au malade
de prendre encore pendant une quinzaine de jours de
l'eau médicamenteuse en boisson.*

*A la fin de mai il vient m'apprendre lui-même chez
moi que ses urines sont devenues et restent tout à fait
limpides ; c'est ce que je constate à l'instant même ;
car en me portant les preuves de sa guérison, il vient
me demander la permission de cesser le traitement.
Depuis cette époque j'ai revu plusieurs fois M. P... et
si ce n'eut été la crainte d'une récidive, que j'attends
encore, j'aurais depuis longtemps fait connaître un
résultat aussi favorable obtenu par un agent théra-*

*peutique beaucoup trop négligé à cette heure et dont
nous devons la découverte au génie chirurgical de
l'illustre Chopart* (1).

RÉFLEXIONS.

Je crois inutile de discuter l'exactitude du diagnostic, à savoir si l'affection dont il s'agit était plutôt une cystite chronique qu'un vrai catarrhe ; car ces deux maladies me paraissent avoir des rapports tellement intimes au point de vue thérapeutique, qu'on peut sans inconvénient les confondre dans une même classification. Mais il importe bien plus de faire connaître les avantages de la médication employée.

Il ressort d'une manière évidente qu'ici l'application de l'aphorisme d'Hippocrate *sublata causa tollitur effectus* aurait eu un des plus heureux succès. Mais la profession spéciale qui ne lui permettait point de s'éloigner de la cause génératrice : l'atmosphère toujours chargée d'eau au milieu de laquelle il vivait, l'immobilité souvent très prolongée dans une même position, absolument nécessaire au montage d'une pièce importante ou d'un appareil.

Il fallait donc s'adresser à un autre ordre de moyens et la première idée qui nous vint à l'esprit fut l'emploi des balsamiques. Il nous fallut toutefois combatre les désirs du malade qui avait grande confiance dans les dépuratifs auxquels il avait si

---

(1) Chirurgien en chef du collège de chirurgie de Paris. Publia en 1791 son *Traité des Maladies des Voies Urinaires*.

longuement et en vain réclamé sa guérison. Cette persistance éveilla notre attention pour nous faire soupçonner une cause peut être blennorrhagique, et nous prescrivimes encore avec plus d'espoir les balsamiques. En même temps nous vérifions le diagnostic par le cathétérisme, qui ne nous révéla aucun symptôme nouveau. Après avoir employé ce remède sous plusieurs formes et n'avoir obtenu qu'un simple soulagement, nous nous décidâmes à y joindre un astringent spécifique, mais ce fut encore avec un semblant de résultat. L'intolérance gastrique, la faiblesse du malade ne nous autorisaient plus à nous arrêter aux moyens ordinaires et nous abordâmes alors, à l'exemple de Chopart, le traitement par l'eau sulfureuse *intus* et *extra*. Le succès ne tarda pas à justifier notre conduite ; l'eau de Cadéac, en effet, par son action élective sur les muqueuses et par son application directe sur celle de la vessie eut bientôt tari cette sécrétion anormale. Il ressort évidemment de cette observation que les heureux effets obtenus doivent seulement être attribués aux injections qui ont rapidement modifié la surface secrétante. L'eau prise en boisson nous paraît avoir été dans le cas actuel un simple adjuvant qui a atténué l'influence lymphatique du malade.

Enfin si nous avons accordé la préférence à l'eau de Cadéac sur celle de Barèges, c'est que la première de ces deux sources l'emporte sur la seconde par une plus grande quantité des principes minéralisateurs et par un degré thermométrique beaucoup moins élevé. Ce dernier avantage permettant la conservation intacte des principes minéralisateurs, l'eau de Cadéac nous faisait espérer une action topique vraiment efficace et qui la recommande au premier chef dans les cas analogues.

Observation IV (1).

Fistules multiples de la marge de l'anus : guérison par les injections d'eau sulfureuse de Cadéac (2).

Au mois de mars 1869, le nommé M. S..., marchand, âgé de 67 ans, entrait au numéro 8, salle Saint-Lazare à l'Hôtel-Dieu de Toulouse. C'est un homme d'une apparence fort robuste pour son âge.

Il raconte qu'il y a dix ans environ, après avoir fait une immense course à cheval, c'est-à-dire 7 à 8 jours de marche, dans l'Amérique du Nord, où il faisait un commerce de mercerie, il fut pris de douleurs intenses dans le pourtour de l'anus. Le lendemain il est obligé de s'aliter à cause d'une fièvre ardente et d'une douleur encore plus vive à la même région. Après quatre jours de souffrances intolérables, dit-il, le chirurgien lui ouvrait un vaste abcès aux fondements. A peine soulagé il rentre chez lui, chercher sa guérison qui, hélas ! devait se faire attendre longtemps.

Il vit s'établir une suppuration, abondante d'abord pendant les premiers mois, qui diminua ensuite légèrement pour ne plus tarir, et de loin en loin il se développait de nouveaux abcès dont l'ouverture ne se cicatrisait plus. Il n'ose nous énumérer les nombreux

---

(1) Observation inédite.
(2) Eau de la Rive Gauche exportée à Toulouse.

rémèdes qu'il a employés depuis cette époque : il les résume en nous disant qu'il s'est baigné et injecté avec l'eau provenant de la décoction de toutes les plantes des deux Amériques. Malgré tous ces soins son mal ne faisant que croître et embellir, il est rentré dans sa patrie chercher sa guérison. Tel est le motif qui l'amène à l'hôpital.

Le simple examen nous fait constater plusieurs pertuis fistuleux le long de la marge de l'anus séparés par un espace de 2 à 3 centimètres chacun, la peau est violacée et légèrement douloureuse à la pression. L'orifice le plus éloigné est situé à 7 ou 8 centimètres des bords de l'anus ; un stylet est introduit et on arrive à l'ouverture des autres orifices ; une injection d'eau tiède est pratiquée et elle sort de suite comme d'un arrosoir par tous les orifices ainsi que par l'anus.

Traitement : Repos et bains simples.

Quelques jours après on propose l'opération au malade qui la refuse disant qu'il n'y consentirait qu'à la dernière extrémité. Le chirurgien ordonne alors une injection iodée au tiers tous les matins.

Au bout d'un mois, pas d'amélioration, le 4 avril il quitte l'hôpital.

Le 6 avril il me fait appeler chez lui et me prie de vouloir bien le traiter : Je l'engage à me laisser continuer quelque temps encore le traitement de l'hôpital en augmentant la dose : je pratiquais chaque jour une injection iodée diluée à moitié seulement ; n'obtenant pa de meilleurs résultats que précédemment, j'augmentais jusqu'au deux tiers mais en vain, il se développa alors une douleur très vive et les selles furent si fréquentes pendant trois jours que j'y renonçais entièrement. J'arrivais ainsi au 10 mai suivant.

Pendant ce temps je fis de nombreuses recherches, et quoique je connusse d'une façon classique l'emploi de l'eau sulfureuse pour un tel cas, je n'osai l'essayer. Mais la lecture faite par hasard de l'histoire de la fistule du Grand Roi m'encouragea dans cette voie.

Dionis (1) rapporte que plusieurs des nombreux malades qui firent usage des eaux sulfureuses à l'instigation du roi furent complètement guéris par ce moyen.

Je fis dès lors pratiquer trois injections par jour avec de l'eau sulfureuse de Cadéac ; en même temps le malade en prenait en boisson un verre tous les matins. De plus je prescrivis un bain tous les deux jours avec 150 grammes de polysulfure de potassium.

Le 20 mai je constate une grande amélioration, l'écoulement purulent a beaucoup diminué ; deux pertuis ne laissent suinter qu'un liquide séro-purulent. Le malade supporte très facilement les injections, la douleur est bien moindre que celle produite par les injections iodées. Le 1ᵉʳ juin le mieux a fait de plus grands progrès ; il n'y a déjà plus que les trois orifices les plus rapprochés de l'anus qui sécrètent du pus : dès lors j'annonce la guérison au malade. Je l'engageais à suspendre la prise de l'eau en boisson ; mais, recommandation inutile, il voulut continuer et de boire et de se baigner jusqu'à la guérison définitive qui n'eut lieu que vers le commencement de juillet. A cette époque il n'y avait plus d'écoulement pu-

---

(1) Professeur d'anatomie et de chirurgie en 1672. Décédé en 1718. Il fut le chirurgien de la Dauphine, des Enfants de France et de Marie-Thérèse.

rulent ni par les orifices fistuleux ni par l'anus. On apercevait cinq points rouges indiquant les traces des pertuis cicatrisés ; les deux derniers ne le furent que 7 à 8 jours plus tard.

Réflexions

A l'époque ou l'illustre démonstrateur du Jardin-Royal, Dionis, exerçait la chirurgie, il ne tint qu'à son état d'abandon et d'inconnu pour que la nymphe de Cadéac ne fut visitée par une tête couronnée. Tout fait espérer, en effet, que le Grand Roi y aurait trouvé la guérison de sa douloureuse fistule pour laquelle le chirurgien Félix dut employer l'instrument tranchant. Il ne lui a manqué qu'une semblable occasion pour faire jouir les malades de ses vertus curatives.

Observation V (1).

Laryngite chronique : guérison rapide ; récidive : nouvelle guérison.

Le 3 novembre 1870, quelque temps avant mon départ pour la campagne de l'Est ; M. L..., jeune négociant âgé de 28 ans, se présente dans mon cabinet pour me consulter sur un enroûment intense qui lui revient, dit-il, 7 à 8 fois l'année. Il ajoute de suite

---

(1) Observation inédite.

qu'il tiendrait en ce moment beaucoup à sa guérison, car il vient d'être nommé lieutenant dans une compagnie de Mobilisés, et il a fortement à cœur de remplir honorablement cette charge.

Il m'avoue également de suite ce qu'il croit être la cause de son mal : de 22 à 26 ans, il a été commis-voyageur, et il a souvent fait des excès de toute sorte, principalement des excès alcooliques ; fort heureusement il n'en est résulté d'autre désagrément que celui produit par son extinction de voix. Dès 24 ans, il en éprouva les premiers inconvénients ; il n'y prit point garde et deux ans plus tard il était obligé de quitter ce genre de vie et de s'astreindre au travail du magasin : son médecin d'ailleurs exige de lui ce changement afin de lui faire abandonner ses mauvaises habitudes. Quelques mois après, sa voix était redevenue plus claire, mais il avait des extinctions de 8 à 10 jours presque chaque mois.

En ce moment il est atteint depuis deux jours. C'est un homme robuste que l'on ne croirait pas souffrant pendant son silence.

Je constate que sa parole est voilée ; qu'il lui faut un effort pour prononcer distinctement 4 ou 5 mots consécutifs; sa parole habituelle est comme s'il parlait à voix basse. Il ne peut point chanter, à peine articule-t-il quelques cris comme ohé ! ohé ! Au simple aspect on voit que cette difficulté de prononciation provient du larynx : il remue bien les lèvres et le maxillaire inférieur ; un examen de la bouche, de la langue, du voile du palais et de l'isthme du gosier ne m'apprend rien de particulier. Il n'en est pas de même du pharynx dont la paroi postérieure est fortement colorée et couverte de granulations dans toute son étendue : les plus grosses ont atteint le volume d'une lentille. Il

*n'éprouve cependant pas de douleur pendant la déglu-
tition : il n'a d'autre gêne que dans la voix.*

*Devant l'insistance du malade à vouloir bientôt gué-
rir, et, vu son tempérament sanguin, je fus tenté d'employer une médication énergique ; mais d'un autre
côté comme j'étais à la veille de partir à tout instant
en campagne, je ne pouvais en surveiller l'application : aussi je me décidais à lui ordonner les eaux
de Cadéac en boisson ; un verre chaque matin pendant cinq jours, après quoi augmenter d'un second
verre pendant dix jours.*

*Jamais je n'ai vu un malade aussi peu encouragé à
suivre une ordonnance.*

*— Comment ! vous voulez que je guérisse avec
çà ? (sic). Je ne pus le convaincre qu'en lui permettant au moins de doubler la dose tout de suite.*

*Quatre jours après M. L... vient me trouver et quel
n'est pas mon étonnement de l'entendre parler presque aussi bien que moi-même ; à peine est-il embar-
rassé légèrement au commencement de la phrase, mais
après le dizième ou douzième mot, il s'exprime très distinctement. Il rit follement de ma surprise et m'apprend que dès avant-hier au soir, 5 novembre, il a été
très étonné lui-même en se voyant plus libre de s'exprimer, et hier matin il causait aisément. Il m'annonce
aussi qu'il avait avalé non pas deux verres mais bien
une bouteille le matin et une autre le soir et ainsi de
suite jusqu'à ce matin. Or chaque bouteille contient
environ demi-litre de sorte qu'il a pris quatre litres
et demi jusqu'à présent. Il me quitte en me remer-
ciant très généreusement.*

*Je partis quelques jours après et ne l'ai revu que
le 12 mars 1871 après mon retour de cette malheureuse campagne. En consultant mes notes je fus vi-*

vement piqué à la lecture de son nom et la curiosité me poussa à lui faire une visite. Il venait de rentrer depuis quelques jours du camp des Alpines très content de son service et de mon remède. Il me raconta qu'il a été enroué trois autres fois, et que toujours il avait fait cesser sa maladie avec l'eau de Cadéac dont il emportait régulièrement six à huit bouteilles avec lui. — « Désormais, dit-il, je suis fixé, et mon eau ne me quittera plus. »

Quelques années plus tard le Dr Fontan, qui exerçait la médecine à Arreau, publia dans *Capvern-Thermal*, une étude sur les eaux de Cadéac ; nous avons été assez heureux de retrouver le numéro du 15 février 1884, dont nous extrayons les observations suivantes :

OBSERVATION VI

Ophtalmie scrofuleuse.

T... F..., lymphatico-sanguin. Coqueluche et rougeole dans ses antécédents.

Ce jeune homme était l'année dernière au séminaire de Polignan. Pris d'une ophtalmie scrofuleuse, il fut traité pendant trois mois par un habile médecin.

L'affection prit des allures désolantes d'une chronicité indéfinie, son médecin l'envoie aux eaux de Cadéac. Après le troisième bain, il peut entr'ouvrir les paupières et fixer les objets éclairés par une lumière diffuse, L'amélioration fait des progrès rapi-

des ; la guérison était complète après le quinzième bain. (Bains, lotions, boissons.)

OBSERVATION VII

Congestions pulmonaires passives.

M. Y... m'a fait, il y a douze ans, une maladie de poitrine extrêmement grave : vomissements de sang rutilant et spumeux, nombreux et abondants.

A rejeté une vomique énorme. L'expectoration purulente se faisait par flots ; elle dura environ deux mois. Après avoir été longtemps dévoré par la fièvre hectique, il était tombé dans le marasme.

Il présente aujourd'hui tous les attributs de la santé la plus florissante. La fonction respiratoire est chez lui la seule en défaut. Il existe à droite une légère dépression costale, faiblesse du murmure vésiculaire, obscurité de la respiration.

Il est facilement essouflé ; tousse et parfois rejette quelques crachats sanglants. En janvier 1882, il fut pris tout à coup d'une forte oppression de toux et de fièvre. (Congestion pulmonaire active.) Quelques larges émissions sanguines le guérirent très rapidement.

Depuis deux mois la toux l'inquiétait continuellement, la fièvre se montre à certains jours sans persister, l'expectoration est sanguinolente pendant plus d'un mois, elle devient ensuite purulente sans qu'il survienne d'amélioration ni dans la toux ni dans l'oppression.

De l'eau de Cadéac, tiédie avec du lait, est prise

tous les matins ; après quatre ou cinq jours de ce breuvage, la toux, l'oppression et l'expectoration disparaissent comme par enchantement.

Peut-il exister des faits plus concluants ? Pour éviter toute espèce d'exagération en faveur des eaux de Cadéac, je dois à la vérité de déclarer que les eaux de Cauterets, prises dans des conditions analogues, auraient produit, sur le même malade, des résultats en somme aussi avantageux mais beaucoup moins prompts.

OBSERVATION VIII

Ulcères syphilitiques.

X..., 27 ans, présente plusieurs ulcères syphilitiques aux deux jambes, au-dessous des malléoles. A la suite des accidents primitifs ; chancre, adénite inguinale indurée et secondaire, plaques muqueuses dans diverses régions, aphonie. Survinrent des syphilides papuleuses et pustuleuses ; des ulcères de grandeur variée (le plus grand était comme une pièce de cinq francs) se formèrent aux deux jambes. Ils affectaient la forme arrondie, ils présentaient des bords très nettement taillés à pic qui encadraient un fonds grisâtre.

En arrivant aux eaux cette femme continuait un traitement à la liqueur de Van Swieten. Je la mis aux pilules de protoiodure, deux par jour, pas d'amélioration ; trois, huit jours après ; les syphilides s'éteignirent, mais les ulcérations demeuraient stationnai-

res. J'associai l'iodure de potassium à la dose jour-
nalière d'un et deux grammes, pas de changement.
Je me disposai à toucher les ulcérations avec le nitrate
acide de mercure, lorsque je crus remarquer une amé-
lioration dans l'état des plaies, je fis continuer la
médication pendant huit jours encore, l'amélioration
continuait. Je la fis suspendre complètement pour sa-
voir au juste la part que les eaux avaient dans ce

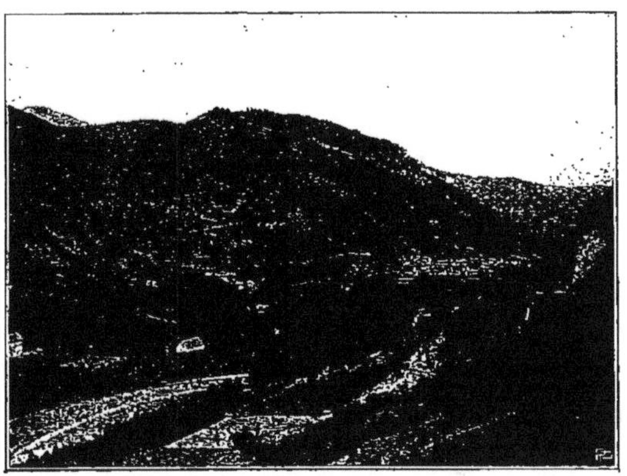

Cuvette lacustre en amont du village de Cadéac.
Dans les bosquets, les sources sulfureuses.

résultat et sans le secours d'aucun autre médicament
que les bains et la douche, les ulcères vinrent à se
cicatriser au bout de trois semaines.

Il est probable que les eaux livrées à elles seules,
sans le secours de la médication spécifique, eussent
été impuissantes à guérir, mais la médication hy-
drargyrique, même combinée à l'iodure de potassium, paraissait aussi sans effet sur ce mal. L'eau
sulfureuse de Cadéac vint donner le coup de fouet

à l'organisme. En ranimant la vitalité des tissus elle décida la marche rétrograde des ulcérations. L'impulsion une fois donnée, la cicatrisation a pu être obtenue par la seule intervention de l'eau minérale.

Quelques vingt ans après le Dr Toujan, de Toulouse, publia une brochure sur les *Eaux Minérales de la vallée d'Aure,* dont nous extrayons les observations suivantes :

OBSERVATION IX

Rhumatisme articulaire.

En 1881, M. X..., rentier à Toulouse, après avoir vainement essayé du salicylate de soude, du salicylate de lithime et de l'iodure de potassium, fut guéri d'un rhumatisme articulaire au bout d'un mois de traitement par les eaux de Cadéac.

OBSERVATION X

Affections des voies respiratoires. Bronchites, Pneumonies, Pleurésies grippales.

Dans le cas de pneumonie, lorsque la période aiguë a été franchie, qu'il n'y a plus de fièvre et que les exsudats pulmonaires ne se résorbent que lentement, l'eau de Cadéac, administrée à domicile, chauffée au bain-marie et prise à dose d'un verre matin et soir, m'a été d'une très grande utilité.

Pendant l'hiver 1893, à Toulouse, où j'eus à traiter de nombreux cas de bronchite, de pneumonie, de pleurésie de nature grippale, par conséquent de nature infectieuse, je peux dire que l'eau sulfureuse de Cadéac m'a été d'une très grande utilité. Administrée matin et soir pendant une période de 35 à 40 jours, je vis disparaître de nombreux râles, disséminés à la base des poumons, que d'autres moyens thérapeutiques n'avaient pu juguler.

Observation XI

Cicatrisation d'une vieille plaie fistulée, avec expulsion de corps étrangers (1).

M. X..., capitaine en retraite, âgé de 60 ans, a été blessé en 1853 à la prise de Sébastopol, par un éclat d'obus et par deux balles dans la cuisse gauche. On sent, par la palpation, des fragments de ces projectiles qui se sont incrustés au tiers inférieur du fémur. Par intervalles, un liquide séro-sanguinolent suinte à la surface de la peau à travers un conduit fistuleux.

Je l'envoie faire une cure aux eaux sulfureuses de Cadéac. Après quelques bains, tous les fragments de projectiles sont éliminés, et, dix-huit jours après, la plaie est entièrement cicatrisée.

Depuis lors ce malade n'a plus ressenti aucune douleur.

---

(1) Source de la Rive Droite.

Observation XII

Syphilis tertiaire (1).

Mme R..., tailleuse à Toulouse, 35 ans, est affectée depuis une dizaine d'années d'ostéomyélite et d'accidents syphilitiques. Ayant été traitée par le spécifique à plusieurs reprises, ces accidents tertiaires semblaient diminuer au point de faire croire à la malade qu'elle était guérie. Mais, trois mois après la suppression du traitement antisyphilitique, les douleurs ostéocopes nocturnes se réveillaient avec toute leur violence.

Je lui donne le conseil de faire une cure aux eaux de Cadéac. La malade a séjourné dans la vallée d'Aure pendant deux mois, a pris trente bains et a bu en moyenne un litre d'eau par jour.

A son retour à Toulouse, après deux mois de repos, je lui administrai le traitement antisyphilitique à dose massive et par parties égales d'iodure de potassium et de sodium. Ce traitement a été supprimé depuis lors. Tous les deux ans, Mme R... fait religieusement une cure d'un mois aux eaux sulfureuses de Cadéac.

Depuis lors aucun autre accident n'est survenu ; son ostéo-myéite est entièrement guérie.

---

(1) Source de la Rive Droite.

Observation XIII

Eczéma généralisé,

Nous devons à l'amabilité de M. le Dr Carcy, de Capvern, la très intéressante observation qu'on va lire. J'ai envoyé, à plusieurs reprises, écrit M. le Dr Carcy, des malades aux bains de Cadéac, j'ai toujours constaté des améliorations notables et intéressantes, notamment sur les dermatoses : Le cas que voici en est un exemple frappant ; il s'agit d'un de mes clients de Capvern atteint d'eczéma généralisé.

C'est un homme de 37 ans, atteint depuis sa jeunesse d'eczéma à marche progressive (1). Lentement son corps fut envahi par des placards d'eczéma, si bien qu'au moment où j'examine le malade les parties saines de la peau représentent une faible superficie par rapport à la surface totale de l'individu.

Dans ses antécédents héréditaires notons des parents rhumatisants.

Dans ses antécédents personnels, ni syphilis, ni maladies infectieuses, simplement un peu d'éthylisme. L'état général est bon ; l'examen de ses organes reste négatif, à signaler une légère constipation habituelle.

Les membres supérieurs et inférieurs sont largement envahis par de grands placards d'eczéma, suintant aux creux poplité et au plis du coude ; la face

---

(1) Ce malade a été vu par M. le professeur Brocq.

antérieure du thorax, une partie du dos et les bourses sont également eczématisées.

Le malade a suivi de nombreux traitements,. certains même plus ou moins fantaisistes de la dernière page des journaux.

La première année je l'ai envoyé prendre 20 bains aux eaux de Cadéac, et lui recommandais un régime alimentaire des plus sévères. Les résultats de cette cure furent très intéressants : je pus noter une grande diminution de la surface eczématisée, l'affaissement très sensible des placards, la disparition totale du prurit et du suintement.

Cette amélioration se maintint jusqu'au jour où le régime alimentaire que suivit le malade durant l'hiver (saison des porcs à la campagne) fut la cause d'une nouvelle poussée aiguë de son mal au printemps suivant. Pour la seconde fois je renvoyais le malade à Cadéac, et pour la deuxième fois les eaux ne faillirent point à leur tâche, et j'eus le plaisir de constater la même amélioration qui persiste tant que le malade veut bien s'astreindre à un régime sévère.

Nous aurions été heureux d'apporter une large contribution personnelle à ce faisceau d'observations cliniques : les loisirs et le temps nous manquèrent durant la préparation de ce travail. Néanmoins l'unique observation personnelle que nous pouvons rapporter, nous permet de conclure que les eaux de Cadéac n'ont rien perdu de leurs vertus thérapeutiques, et qu'elles conservent encore aujourd'hui toute la vigueur et l'activité curatives que les anciens auteurs signalèrent dès l'antiquité la plus reculée.

Observation XIV

Phlegmon diffus et suppuré de la main et de l'avant-bras guéri par les eaux de Cadéac (1).

Le 7 décembre 1913, à l'occasion d'une courte permission de 24 heures, M. M... vint me supplier à Arreau de vouloir bien aller visiter d'urgence sa domestique, dont la maladie, qui traînait déjà depuis plus d'un mois, commençait à lui inspirer de sérieuses inquiétudes.

« Parce que, me disait-il, la malade était abandonnée de la médecine », je me fis un devoir d'accéder à son désir.

Mlle P..., 30 ans, me fit elle-même l'histoire de sa maladie. Dans les premiers jours de novembre 1913, tandis qu'elle frottait un banc de boucherie chez son patron, l'extrémité d'une pointe rouillée, qui dépassait sensiblement à la surface de l'étal, pénétra, d'une façon accidentelle, dans la pulpe de son index gauche.

La blessure, qui saigna relativement peu, n'inquiéta nullement la jeune bonne. Elle eut tôt fait d'oublier son mal, tant il lui paraissait bénin, puisqu'elle ne cessa de vaquer à ses occupations.

C'est le lendemain seulement qu'elle en éprouva les premières atteintes. Les symptômes précurseurs se traduisirent d'abord par une légère rougeur diffuse du doigt blessé, accompagnée d'une tuméfaction qui

---

(1) Eau de la Rive Gauche et Eau de la Rive Droite, alternativement employées.

devint tous les jours plus sensible. En même temps survint une douleur que la plus légère pression suffisait à réveiller et dont la continuité priva de sommeil la blessée pendant plusieurs nuits consécutives.

Sur ces entrefaites s'établit une suppuration, qui sembla rendre à la malade son mal plus tolérable.

Le médecin prescrivit alors des bains de main quotidiens avec une solution phéniquée, suivis d'un pansement humide, mais depuis une quinzaine il n'avait revu la blessée, dont le mal, en dépit de la médication employée, paraissait s'aggraver tous les jours davantage ; c'est pourquoi M. M... inquiet, était venu solliciter mon concours.

Or voici brièvement quel était à ce moment l'état des lésions : La main et l'avant-bras gauche présentaient un aspect cylindrique uniforme presque double du volume normal ; tous les reliefs anatomiques et plis de flexions du poignet ainsi que des articulations carpiennes et métacarpiennes avaient disparu, les doigts gourdes et boudinés ne permettaient aucun mouvement à la blessée. La peau d'un rouge violacé était infiltrée dans toute sa profondeur ; dans la région dorsale du carpe elle était perforée et transformée en une véritable écumoire dont les nombreux pertuis donnaient issue à un pus abondant, jaune et bien lié, il en était de même au siège primitif de la blessure, c'est-à-dire sur la face palmaire de l'index gauche.

La tuméfaction commençait à envahir le tiers inférieur du bras, sur lequel on voyait de nombreuses trainées lymphangitiques qui allaient se perdre dans les ganglions de l'aisselle.

La température axilaire du même côté était de 39°1.

Séance tenante l'urgence et la gravité des lésions me commandaient d'intervenir ; malgré les vives protes-

tations de la blessée, je débridais par deux larges incisions dorsales et une longue incision palmaire que je continuai sur la face suppurée de l'index.

Une hémorrhagie assez abondante se produisit aussitôt, donnant issue à un sang noir et corrompu mêlé d'une grande quantité de pus qui séjournait dans le tissu cellulaire sous cutané et les gaines tendineuses sous-jacentes.

Après un grand bain d'eau oxygénée au demi, je fis un grand pansement ouaté relativement peu compressif ; je rassurai la malade et avant mon départ je prescrivis deux manuluves quotidiens, avec de l'eau sulfureuse de Cadéac préalablement tiédie au bain-marie.

Je priai M. M... de me prévenir seulement si l'état de la malade s'aggravait.

Quinze jours plus tard, le 21 décembre, je revis la blessée, et ce n'est pas sans un réel plaisir que je pus constater une sensible amélioration : la suppuration était plus qu'à demi-tarie ; les pertuis fistuleux se fermaient par la réunion de gros bourgeons charnus très vigoureux. Sur l'incision palmaire au milieu de l'index pointait un fragment d'os que j'enlevais avec la pince sans aucune peine : c'était une esquille constituée par un morceau de phalange ou de phalangine.

Dès lors je promis à la blessée une guérison anatomique certaine et à bref délai ; en effet, le 4 janvier 1914, toute trace de phlegmasie avait disparu, le bras et l'avant-bras avait repris leur volume et leur aspect normal ; la face dorsale du carpe présentait deux cicatrices linéaires, traces indélébiles des incisions antérieures. D'une façon générale la peau avait repris sa souplesse normale. Seule restait encore à épidermiser une petite parcelle de la plaie palmaire de l'index, qui avait durant cette quinzaine donné encore issue à deux ou trois petites esquilles.

Je dus même modérer la prolifération, intensive à l'excès, des bourgeons charnus par le crayon au nitrate d'argent. Et en définitive fin janvier la consolidation de la blessure fut parfaite ; la guérison anatomique peut être considérée comme excellente, la guérison fonctionnelle, qui cependant s'améliore tous les jours par l'exercice, n'est peut-être pas aussi bonne, pour l'excellente raison d'ailleurs, qu'une pareille lésion ne pouvait guérir sans laisser subsister après elle un certain degré de raideur et d'ankylose.

Réflexions

Nier un pareil résultat serait nier l'évidence, et je ne puis qu'exprimer un regret tardif, c'est celui de n'avoir pris un cliché photographique des lésions que j'ai exposées plus haut, afin de pouvoir établir la comparaison avec l'état actuel de la blessure ; il est vrai que je ne pouvais nullement prévoir au début le beau résultat thérapeutique que je suis heureux d'exposer aux yeux du lecteur, à qui je dois encore quelques explications.

Sincèrement je reconnais, en effet, que ce ne fut pas sans une certaine appréhension, pour ne pas dire avec scepticisme, que je prescrivis l'usage de l'eau de Cadéac dans le cas actuel. Deux raisons cependant me poussèrent à ce choix que l'expérience est venu largement sanctionner.

Et d'abord, en même temps que le diagnostic de l'affection je fis, conformément au précepte du professeur Bezançon, celui de la bourse de ma cliente, et je ne pouvais grever à la légère le modeste budget de cette pauvre bonne par l'usage de quelqu'un des nombreux médicaments dont je n'avais en l'occurrence que l'embarras du choix, mais qui auraient tous constitué un traitement dont je n'ignorais ni la durée ni le prix.

Et puis j'avais encore présente à la mémoire cette observation du nommé Larroque de Cadéac que l'auteur inconnu du manuscrit de l'an 1760 rapporté, page 64 : Je me permis un raisonnement par analogie : Le résultat en fut des plus heureux et il me permit de faire cette double remarque, à savoir : d'abord que la clinique d'il y a un siècle et demi valait la nôtre, au langage près, puisque moi-même, dans le cas actuel, avais envisagé l'hypothèse d'une amputation possible ; et deuxièmement que les eaux sulfureuses de Cadéac n'ont encore rien perdu de leur puissance thérapeutique, et qu'elles conservent intégralement toutes les vertus que la nature médicatrice a renfermé dans leur sein.

Cette dernière constatation est pour nous certes, la plus intéressante aujourd'hui, et de beaucoup.

Observation XV

**Laryngite rebelle à tout traitement guérie par l'eau
de Cadéac (1) exportée.**

Voici, enfin, une observation, et des meilleures,
la plus digne peut-être de clore ce chapitre.

Nous ne pouvons mieux faire que de laisser à la
plume autorisée de M. Maumus, docteur en médecine et docteur ès-sciences, professeur à l'Institut
Pasteur de Paris, le soin de nous raconter lui-
même son auto-observation de guérison par les
eaux de Cadéac et ses actions de grâce à la bienfaisante nymphe :

« *Bien volontiers, je vous livre l'observation suivante concernant l'heureux résultat de l'usage des
eaux de Cadéac, sur un cas de laryngite chronique
rebelle a tout autre traitement.*

« *En 1887, par suite des nécessités d'un enseignement très pénible, m'étant trouvé dans l'obligation de
parler plusieurs heures par jour dans des conditions
déplorables d'acoustique, et de traverser ensuite des
couloirs froids et humides, je fus atteint tout d'abord
d'une inflammation du rhino-pharynx qui ne tarda
pas à dégénérer en une laryngite tenace se traduisant
par de la douleur en parlant, par une raucité complète
et par une expectoration de petits globules muqueux
de couleur habituellement grisâtre.*

---

(1) Eau de la Rive gauche exportée à Paris.

« *Le Dr Liégeard fit le diagnostic de laryngite granuleuse et me soumit à tous les traitements, en usage
à cette époque, pour ces sortes d'affections.*

« *Les résultats furent à peu près nuls et je me
voyais déjà dans la nécessité de quitter l'enseignement, quand, sur ses conseils je me décidais à faire
usage des eaux sulfureuses de Cadéac. J'interrompis
mes cours, et, deux fois par jour, je fis des pulvérisations dans le nez et la gorge, suivies de l'absorption d'un demi-verre de cette eau dans du lait chaud.*

« *Dès les premières pulvérisations je sentis mes
douleurs diminuer et ma raucité disparaître. Je continuai huit jours ce traitement, et, au bout de ce laps
de temps, relativement court, ma voix était complètement revenue.*

« *Au grand étonnement de mes collègues, je repris mon cours, et, depuis, mes cordes vocales forti-
fiées par les eaux sulfureuses de Cadéac (1), ne m'ont
plus refusé leur service, bien qu'il m'arrive aujour-
d'hui encore de faire de longues conférences de deux
heures.*

« *Faites donc l'usage que vous voudrez de cette
observation : Quant à moi, je reste convaincu que les
eaux de Cadéac peuvent rendre de très grands services dans les affections des voies respiratoires, et,
qu'employées sous forme de pulvérisations, elles peuvent juguler en un temps relativement court, une
laryngite chronique, rebelle à tout autre traitement.* »

____

(1) M. Maumus fait depuis cette époque sa cure annuelle à
Cadéac.

CHAPITRE IX

DISCUSSION THÉRAPEUTIQUE

———

Les eaux de Cadéac n'ont pas produit un si grand nombre de guérisons, dont nous n'avons enregistré que les principales et les plus notoires, sans réveiller l'attention des hommes de l'art qui en furent les témoins.

Plusieurs d'entre eux formulèrent leurs conclusions et précisèrent les indications thérapeutiques de ces eaux salutaires ; successivement nous devons citer dans l'ordre, d'abord le Dr Verdo qui reconnaît en 1855 « qu'elles produisent d'excellents effets dans les rhumatismes chroniques ; les affections cutanées ; les catarrhes et autres affections des voies respiratoires ; les engorgements strumeux ; les ulcères indolents et dans les désordres de la menstruation ; malgré toutes ces ressources thérapeutiques, dit-il, les bains de Cadéac sont peu fréquentés et seulement par des malades peu aisés de la contrée. L'aménagement des eaux, qui laisse beaucoup à désirer, est, sans doute, la cause de ce délaissement. »

Puis le D‍r Fourquet, en 1857, s'exprime en ces termes dans sa communication à la Société de Médecine de Toulouse :

« L'expérience a démontré que ces sources sont efficaces contre les scrofules (humeurs froides) ; contre les dartres et autres maladies cutanées ; contre les douleurs rhumatismales, la sciatique, les tumeurs anciennes des articulations ;

« Contre les vieux catarrhes des organes de la respiration, de la vessie, de la matrice, les engorgements chroniques des viscères de l'abdomen ; et contre les ulcères atoniques.

« La valeur médicale attribuée à ces eaux est confirmée par les effets produits chez des malades envoyés par nous à Cadéac depuis plusieurs années ; chez des personnes que nous avons vues sur les lieux ; par les avantages que nous avons retirés nous-mêmes de leur usage, et par les succès observés tous les ans par des praticiens habiles. »

Tandis que le D‍r La Bonnardière, qui vint à Cadéac pendant les deux saisons de 1865 et 1866, d'abord comme malade (1), puis comme médecin consultant, nous donna en 1867, dans la *Gazette*

---

(1) Le 9 février 1866, M. le D‍r La Bonnardière écrit à M. Fisse, propriétaire de la Rive Gauche : « Je retournerai passer un mois aux bains de Cadéac. Je marche maintenant avec une canne et ne me sers plus de mes béquilles. »

Et le 28 avril 1872 : « Me sentant d'ailleurs bien, et radicalement guéri, grâce surtout à mes saisons aux Eaux de Cadéac, qui ont fait pour moi des merveilles qu'elles peuvent renouveler pour bien d'autres, je me suis toujours plu à le proclamer bien haut, etc... »

des Eaux, le résultat de ses observations : « Voici.
dit-il, comment on peut au point de vue médical,
classer par ordre les affections ou états morbides
pour la cure desquels j'ai été le témoin d'effets
thérapeutiques marqués, souvent même étonnants :

« 1° Toutes les manifestations du lymphatisme,
commençant ou confirmé ;

« 2° Toutes les scrofulides ou formes diverses
des scrofules, notamment les ophtalmies, taies scro-
fuleuses, ulcères, fistules, caries, nécroses des os
de même nature ;

« 3° Affections cutanées ou herpétides diverses,
accidentelles ou résultant de diathèses dégénérées,
pellagre, prurigo formicans, parasitisme (calvitie) ;

« 4° Arthritides ou affections rhumatismales,
franches ou leurs métamorphoses, ulcères et suites
de vieilles blessures, esquilles emprisonnées, etc. ;

« 5° Affections chroniques des diverses muqueuses : catarrhes chroniques des bronches ; (flueurs
blanches) ; (métrites chroniques) ;

« 6° Syphilides (en associant l'usage des eaux
parfois à des spécifiques).

« Les bains de Cadéac, continue le D^r La Bonnardière, sont situés dans la vallée d'Aure, à moitié
chemin entre Bagnères-de-Bigorre et Bagnères-de-
Luchon. La vallée d'Aure, ouverte du Nord au Midi,
est une des plus fertiles, des plus pittoresques, des
plus fraîches et des plus peuplées du département
des Hautes-Pyrénées. Elle doit son nom à un courant d'air léger, sorte de brise de montagne, souf-
flant régulièrement presque chaque jour du Nord
au Sud, qui contribue avec la rivière rapide qui
l'arrose, avec son altitude moyenne (720 mètres à
Cadéac), à rendre son climat uniforme et doux,

toujours tempéré, et qui en fait ainsi une très agréable station hydrologique de mai à fin octobre. »

Puis le Dr Fontan faisait suivre les observations rapportées plus haut des considérations suivantes qui trouvent leur place ici :

« Je n'en finirai pas avec les eaux de Cadéac et leurs nombreuses applications si j'avais à reproduire toutes les guérisons qu'elles peuvent revendiquer, et dont j'ai été souvent le témoin, un peu distrait d'abord, pour ne pas dire incrédule, mais plus attentif à mesure que je les voyais s'opérer.

« Il est de toute évidence que rationnellement administrées, elles peuvent rendre de très grands services, entre autres dans les maladies de la peau, dans les douleurs rhumatismales, dans les affections chroniques des voies respiratoires, [vieux catarrhes, congestions passives du poumon, asthme, emphysème, bronchorrée, angine pharyngée caractérisée par des granulations mamelonnées de la muqueuse du pharynx chroniquement hyperhémiée], et surtout dans la scrofule quand elle n'a pas encore franchi sa première manifestation ; dans certaines maladies utérines : métrite chronique, granulations et ulcérations du col utérin, engorgements chroniques de l'utérus et de ses annexes, dans la danse de Saint-Guy, dans la pellagre.

« Si elles conviennent peu en général aux tempéraments très nerveux, elles sont, par contre, éminemment favorables aux jeunes sujets à attributs lymphatiques, à ces teints clairs, colorés et fleuris qui ont généralement les chairs molles et flasques. Par un usage longtemps prolongé, elles parviennent à raffermir la fibre en donnant du ton et de la vitalité aux tissus.

« Elles préparent les croissances robustes en fortifiant les constitutions, en les soutenant dans leurs efforts organiques, en modifiant dans leur nature intime les tempéraments dans ce qu'ils peuvent recéler de vices originels.

« Leur sphère d'activité, quoique pouvant s'étendre à un grand nombre d'états maladifs, semble devoir être plus particulièrement circonscrite à quelques uns d'entre-eux. S'il me fallait leur assigner un rôle unique, à l'exclusion de tout autre, si j'avais, en un mot, à leur attribuer une spécialité d'action, jusqu'à plus ample informé, je n'hésiterai pas à les recommander avant tout dans les cas de lymphatisme chez les jeunes sujets. En pareil cas je les considère comme un remède tellement héroïque que je me fais un rigoureux devoir de les prescrire, sans exception, à tous les enfants faibles et mous lorsque la position des familles n'est pas pour leur usage un premier et insurmontable empêchement. Sous l'influence d'un bon régime et de l'exercice, avec le puissant concours de ces eaux sulfureuses qui trouvent dans l'air pur et vif de la vallée d'Aure un si heureux auxiliaire, on voit les enfants chétifs et cachectiques. renaître à une vie nouvelle, la véritable vie de la santé et de la vigueur.

« Pour me résumer sur les eaux de Cadéac, je suis conduit par ce qui précède aux conclusions suivantes :

« 1° Au point de vue de l'agent minéralisateur par excellence, le sulfure de sodium, on ne peut s'empêcher de reconnaître qu'elles doivent figurer en tête des eaux sulfureuses des Pyrénées ;

« 2° Sous le rapport de leur action physiologique, on doit les envisager comme pouvant tour à tour être sédatives ou devenir stimulantes ;

« 3° Quant à leurs applications thérapeutiques, elles sont nombreuses : ces eaux conviennent aux affections catarrhales anciennes de toutes les muqueuses, aux maladies cutanées, mais elles semblent, par dessus tout, devoir être réservées aux cas de lymphatisme commençant, car c'est là leur triomphe ;

« 4° Au point de vue du transport, nous savons que M. Filhol les considérait comme devant mieux convenir que toute autre à l'exportation. »

Et en effet, à peu près à la même époque, le Dr Liégeard d'Issy, avait l'occasion d'utiliser l'eau sulfureuse de Cadéac, transportée à Paris, et telles sont les conclusions de ses expériences pratiques quotidiennes :

« Les eaux de Cadéac, écrit-il le 21 juin 1889 (1), me paraissent devoir être principalement recommandées dans les affections granuleuses des voies respiratoires, ainsi que j'ai pu le constater dans les cas très fréquents que j'ai eu à traiter à Vaugirard et à Issy.

« Plusieurs des professeurs du collège de Vaugirard se sont très bien trouvés de l'usage de l'eau de Cadéac tant en boisson qu'en inhalations.

« Je crois que cette source est appelée à rendre de grands services aux personnes qui ont intérêt à soigner particulièrement leur larynx soit pour

---

(1) Correspondance inédite adressée à M. Fisse, propriétaire de l'établissement de la Rive Gauche.

l'enseignement, soit pour la prédication ou le chant. »

Et le 5 janvier 1890 : « Les eaux de Cadéac que j'ai expérimentées dans ma clientèle ont été très appréciées. Elles ont produit particulièrement dans

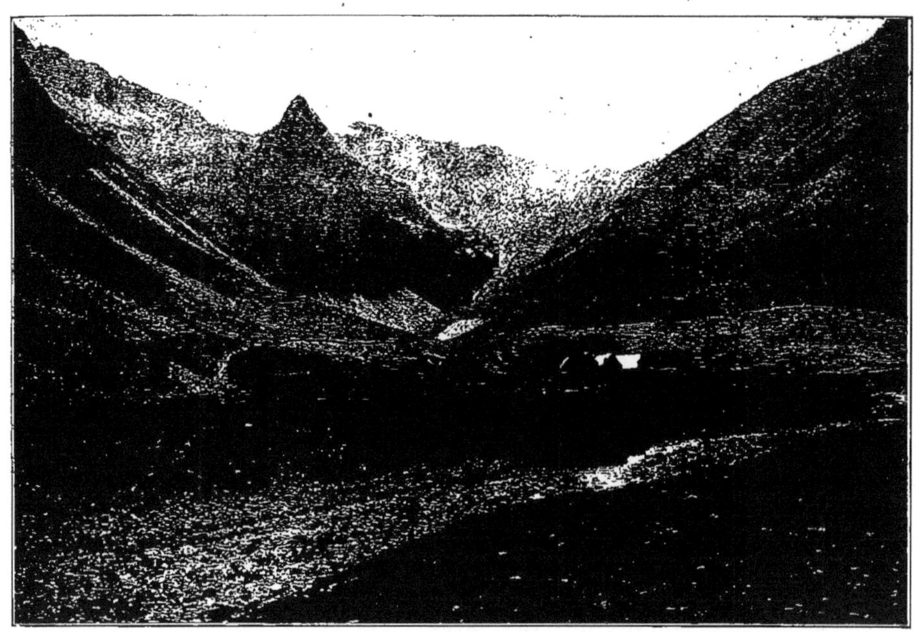

Haute Vallée d'Aure. — Source ferrugineuse du Moudang. V. carte p. 21.

le traitement des *affections granuleuses* des voies respiratoires (pharyngite, bronchite, laryngite), si communes dans les quartiers qui bordent la Seine, des résultats supérieurs à ceux qui ont été demandés aux autres sources sulfureuses des Pyrénées (Barèges, Luchon). »

Enfin, écrit-il le 16 novembre 1890, « je suis heu-

reux de pouvoir confirmer par de nouveaux succès l'efficacité des eaux de Cadéac dans le traitement des affections granuleuses des voies respiratoires.

« Aux résultats remarquables que j'ai déjà obtenus je puis joindre de nouvelles observations qui
démontrent non seulement leur efficacité, mais leur
supériorité sur les eaux de Cauterets et les Eaux-
Bonnes qui ont été expérimentées comparativement
dans plusieurs cas de *granulose* ».

Paul Joanne, en 1890, signale dans son Dictionnaire l'action thérapeutique des eaux de Cadéac,
qui, dit-il, sont très sulfureuses quoique froides.
Elles contiennent en outre du sulfure sodique, du
sulfate de soude, du chlorure de sodium et de
l'acide silicique. Elles ont une action élective sur
la peau et sur la muqueuse des voies aériennes, et
réussissent dans les dermatoses de nature herpétique ou strumeuse, dans les laryngites qui s'y ratta-
chent, contre la pharyngo-laryngite granuleuse,
dans le catarrhe.

Assez peu fréquentées jusqu'à présent, ces eaux
n'ont été que peu étudiées. Filhol les a signalées
comme très riches en sulfure. Elles se *transpor-
tent*.

Plus récemment, le D\u02b3 Toujan de Toulouse, voulut bien donner en 1904, les résultats qu'une longue
pratique doublée d'une patiente observation lui ont
permis de constater dans sa clientèle, et telles sont
ses conclusions :

« L'eau de Cadéac administrée en bains, douches
ou boissons, excite vivement la peau et le système
vaso-moteur ; la muqueuse du pharynx gargarisée
se décongestionne ; la peau devient plus souple

après le bain et l'on éprouve un sentiment de bien être. Les vieilles plaies, les ulcères lavés trois fois par jour se cicatrisent promptement ; les corps étrangers s'éliminent, les séquestres aussi s'ébranlent et sont poussés au dehors.

« Du côté du système nerveux, on note, au début du traitement, plusieurs courbatures, quelquefois de l'insomnie comme lorsqu'on a pris une tasse de café avant de se coucher. L'axe cérébro-spinal semble excité, surtout dans la région dorso-lombaire. Ces phénomènes d'excitation ne sont pas de longue durée ; après deux ou trois jours au plus, le malade sent ses forces revenir et son bien être s'accroître.

« L'action primordiale se manifeste sur les fonctions digestives en ramenant l'appétit et par suite les forces.

« Leur action se manifeste sur les reins en augmentant l'émission urinaire, dont le caractère est souvent un dépôt rouge primitif pour arriver plus tard aux urines claires et limpides.

« Quelquefois elles provoquent des sueurs bienfaisantes : cette action paraît s'expliquer par des effets électro-dynamiques exercés sur tout l'organisme.

« L'une des conséquences de leur emploi est, en effet, une excitation générale qui n'est que passagère et disparaît bien vite pour faire place à un état de bien-être : elles sont d'abord excitantes, puis reconstituantes.

« Les principales affections qui sont justiciables du traitement hydro-minéral par les eaux de Cadéac, sont :

« 1° Trois états généraux du lymphatisme de

l'enfance : manifestations ganglionnaires, cutanées et muqueuses. Les résultats sont peut-être plus marqués qu'un séjour au bord de la mer ;

« 2° Le rhumatisme chronique et ses diverses manifestations, le rhumatisme goutteux, le rhumatisme noueux et déformant, les inflammations chroniques des articulations, les suites de l'infection gonoccocique articulaire, les ostéomyélites, les arthrites tuberculeuses, les coxalgies, les névrites, les luxations, les fractures mal consolidées ou cicatrices vicieuses, les paralysies essentielles et celles qui ne sont pas sous la dépendance du centre nerveux cérébro-spinal ;

« 3° Les diverses variétés d'eczéma. L'eczémateux se trouvera bien d'une saison à Cadéac ; mais le traitement doit durer deux ou trois mois, il est facile de le pratiquer à domicile puisque l'eau de Cadéac se transporte ;

« 4° Les maladies des voies respiratoires dans le traitement desquelles elles se montrent très efficaces »

Voilà donc ce que l'expérience nous apprend de l'action thérapeutique et de la valeur curative des sources de Cadéac.

Il est cependant une notion qui a échappé jusqu'ici à l'observation des auteurs ; nous n'aurions garde de l'oublier puisque tel est notre apport personnel dans ce chapitre ; à savoir : la propriété ANTISEPTIQUE au premier chef de l'eau sulfureuse froide de Cadéac, qu'elle soit prise au griffon ou exportée loin de sa source.

Il n'y a aucune exagération à en faire même aujourd'hui le PROTOTYPE DE L'ANTISEPTIQUE NATUREL, puisque tel il jaillit des entrailles d'une Nature médicatrice bienfaisante, exempt de toute souillure et de toute manipulation préalable.

Cette propriété merveilleuse que les Romains ont connu, puisque partout où ils portèrent leurs armes victorieuses, c'est aux sources minérales qu'ils demandèrent la cicatrisation de leurs blessures ; que l'illustre Bordeu a deviné quand il nous dit que les eaux minérales guérissent les arquebusades et les vieilles playes, cette propriété, dis-je, est la qualité primordiale de l'eau sulfureuse de Cadéac, ainsi que cela ressort clairement des diverses observations médicales plus haut rapportées.

Nous savons, en effet, que les eaux de Cadéac guérissent ou améliorent :

1° *Le* LYMPHATISME *et la* SCROFULE *de l'enfance et de l'adolescence ; ses manifestations diverses latentes ou confirmées ; humeurs froides, arrêts de croissance, adénites ganglionnaires, pâles couleurs, tous signes d'une prébacillose qui sommeille ;*

2° LES AFFECTIONS DES VOIES RESPIRATOIRES : *laryngite, bronchite chronique, broncho et pleuropneumonies grippales, abcès du poumon, certaines formes de tuberculose pulmonaire peut-être même;*

3° LES RHUMATISMES ET ETATS RHUMATOÏDES DIVERS A ÉTIOLOGIE VARIABLE, *vieilles Arthropathies et Arthralgies rebelles à tout autre agent thérapeutique ;*

4° LES DERMATOSES EN GÉNÉRAL : *Eczéma, séborrhéides, psoriasis, impétigo, ecthyma, folliculites, herpétides et nécrodermites diverses, manifestations cutanées ou muqueuses de la syphilis : en un mot* TOUTES AFFECTIONS GALEUSES ET DARTREUSES DES ANCIENS AUTEURS.

5° Les Suppurations *de différente nature et dont le siège organique peut être également variable.*

Or que trouvons-nous toujours dans l'étiologie de ces affections variées, sinon un état infectieux, tantôt localisé sur un appareil, et tantôt généralisé dans le sein d'un *organisme vaincu* par les *Parasites, les Microbes ou les Toxines ?*

Il est donc tout naturel que les eaux sulfureuses de Cadéac, dont le pouvoir antiseptique est maintenant établi sur les bases solides de l'expérience, soit le spécifique efficace des diverses Infections que nous venons d'énumérer.

C'est un fait qui semble avoir échappé jusqu'ici à l'observation médicale, après l'avoir entrevu, nous nous sommes fait un devoir de le rapporter ici dans l'intérêt de nos sources et de nos malades.

A cette considération d'ordre purement social, peut s'en joindre une autre dont la nature est toute clinique : je me permets d'exposer ici cette remarque personnelle, je demande au lecteur et à mes juges toute leur indulgence pour ce qu'une pareille notion semble à première lecture renfermer de subversif.

Les travaux et l'autorité de Bordeu paraissent avoir établi cette idée qui domine encore la *Crénothérapie* actuelle que seules sont justiciables du Traitement hydrominéral les Maladies Chroniques.

Avec nos maîtres, nous reconnaîtrons certes, bien volontiers, la vérité d'une pareille notion ; l'on nous permettra néanmoins d'en faire ressortir à la fois la partialité et le paradoxe :

Nul n'ignore, en effet, qu'au point de vue anatomo-pathologique pur une maladie chronique devrait plutôt s'appeler une maladie incurable ; tandis qu'au point de vue biologique, au contraire, une affection chronique se caractérise par un *état hygide relatif,* plus ou moins voisin de la santé, mais, dans la majorité des cas, très compatible avec la vie ?

Pourquoi donc, si les eaux minérales guérissent ou simplement améliorent une maladie ancienne, c'est-à-dire un état devenu chronique, pourquoi, ce médicament, offert par la Nature, ne serait-il pas, pour le praticien comme pour le malade, un agent thérapeutique utile dans les affections récentes, les états *aigus ou subaigus,* alors que le processus pathologique n'a pas encore eu le temps de transformer une lésion prochaine et curable en une lésion chronique et définitive ?

Certes, la question est neuve, et mouvant le terrain sur lequel nous nous sommes engagés, peutêtre un peu trop à la légère ; nous manquons d'autre part d'une documentation suffisante pour insister plus longtemps. Néanmoins certaines observations nous permettent de conclure à cette heure, et d'une façon générale, que le traitement hydrominéral au chevet du malade alité ne semble pas devoir toujours rester négligé comme il paraît l'être actuellement ; et que maintes fois le médecin traitant trouvera plus spécialement en l'eau sulfureuse exportée un auxiliaire thérapeutique aussi précieux que le laboratoire du droguiste ou l'officine du pharmacien !

Voilà encore une des raisons pour laquelle l'eau sulfureuse, naturelle et froide, de Cadéac, dont l'efficacité et la stabilité sont certaines, doit attirer l'attention des Cliniciens Avertis !

Et M. le professeur Garrigou a bien voulu nous faire la remarque suivante au sujet de l'emploi, qui a été fait de l'eau de Cadéac à sa température naturelle en boisson ou en applications locales par les divers praticiens qui l'ont utilisé pour le traitement des blessures ou des affections pulmonaires.

Depuis 1870, lui-même a toujours prescrit l'eau sulfureuse de Saint-Boés à sa température normale, soit 13°.

Or jamais il n'a eu à constater aucun des accidents que les boissons froides peuvent faire naître chez des malades atteints d'affections pulmonaires.

Bien mieux il a pu constater que l'activité de ces eaux est plus grande à leur température de 13°, qu'après avoir été réchauffées soit directement, soit au bain-marie.

Généralement c'est à la température de la chambre qu'il la prescrit aux malades, même atteints de tuberculose pulmonaire, à la dose de 50 grammes matin et soir, et jamais il n'a vu aucun accident *a frigore* se produire, même sur de semblables sujets.

Très certainement les eaux sulfureuses *froides* doivent posséder des propriétés toutes spéciales à leur température froide, et qui s'altèrent quand on les porte à des températures plus ou moins élevées.

Ce sont ces qualités toutes particulières qui expliquent parfaitement les avantages que possède l'eau de Cadéac, pour supporter le transport et l'embouteillage bien mieux que les eaux sulfurées tièdes ou chaudes, qui s'altèrent toujours rapidement, pour peu qu'on veuille les conserver, même à l'abri de l'air.

Il n'est donc pas étonnant que tous les auteurs, qui ont étudié comparativement les eaux sulfurées froides de Cadéac, de Saint-Boés, de Challes et de Labassère, aient attribué à ces quatre sources différentes, des qualités de conservation chimique et d'activité thérapeutique bien supérieures à toutes les eaux sulfureuses tièdes ou chaudes dans la thérapeutique hydromédicale par les Eaux Sulfureuses Exportées.

———

CHAPITRE X

AVENIR DE CADÉAC

Pourquoi donc malgré toutes leurs vertus les eaux de Cadéac, n'ont-elles pas acquis une plus grande notoriété ? Pourquoi cette nymphe est-elle restée, en dépit de ses qualités, une nymphe ignorée ?

Le premier le Dr Fourquet en donne les causes en 1857 : « Malgré la richesse de leurs éléments minéralisateurs, dit-il, malgré leurs avantages incontestables contre les maladies diverses qui ont été déjà énumérées, les eaux de Cadéac sont peu connues dans le monde médical, et ne sont fréquentées que par les habitants peu aisés de la contrée et des pays voisins.

« Tout cela s'explique :

« 1° Par la négligence qu'on a toujours mise à les faire connaître d'une manière convenable ;

« 2° Par leur température froide, pour laquelle on a généralement de la défiance, parce qu'on craint qu'en les chauffant pour en faire usage, elles ne perdent de leurs vertus ;

« 3° Par le mauvais état des étalissements où elles ont été exploitées.

« Aujourd'hui que l'analyse exacte de ces eaux,

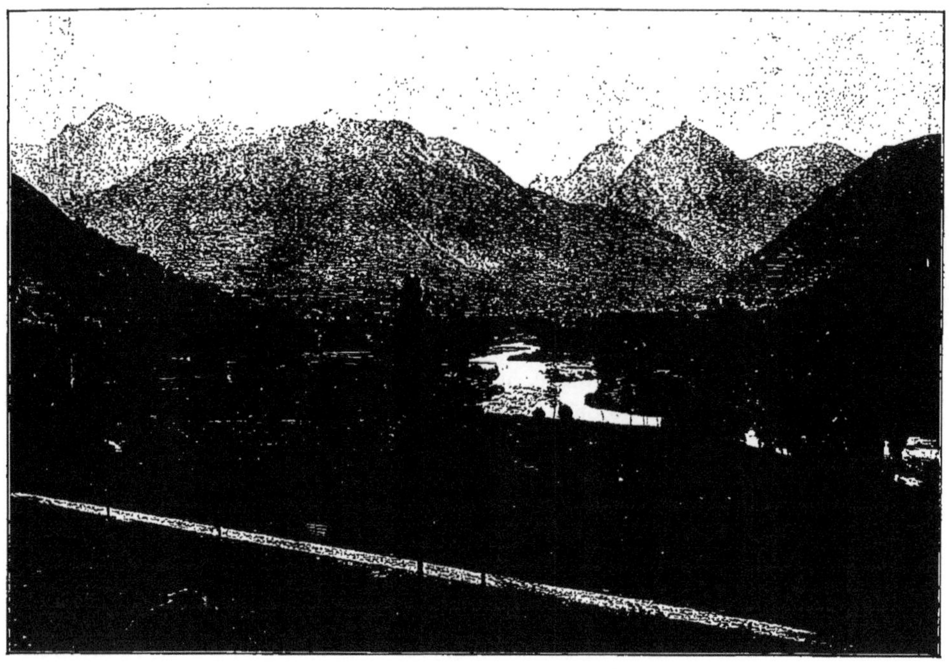

Fond de la Vallée d'Aure. — Vue générale.

chauffées au degré convenable pour les bains et les douches, a prouvé qu'elles conservent un degré de sulfuration, d'alcalinité et une proportion de chlorure de sodium (sel marin), supérieurs à ceux des eaux les plus chaudes et les plus sulfureuses des Pyrénées ; aujourd'hui que des observations nombreuses et authentiques ne laissent aucun doute sur leurs propriétés curatives ; aujourd'hui enfin que des constructions neuves et des améliorations de toute sorte ont été pratiquées ; les eaux de Cadéac doivent nécessairement inspirer plus de confiance aux hommes de l'art et attirer un plus grand nombre de baigneurs et de visiteurs de toutes les classes.

« Pour que leurs établissements prospèrent. il est nécessaire que les propriétaires rivalisent de zèle pour les mettre et les maintenir en bon état.

« Il est également très important que le médecin-inspecteur dont la modestie et l'habileté nous sont parfaitement connues, visite assez souvent les deux établissements. »

Puis c'est M. le Professeur Garrigou qui, dans la *Gazette des Eaux* du 7 août 1873, s'exprime en ces termes : « En prenant, dit-il, les divers degrés de sulfuration des sources sulfurées pyrénéennes, nous trouvons que celles dont le chiffre est le plus élevé (Cadéac 78, Luchon 77, Barèges 60), sont les moins conseillées et les moins bien installées sous le rapport des salles d'inhalation et de pulvérisation ; tandis que les stations de Cauterets et des Eaux-Bonnes sont, au contraire, celles dans lesquelles affluent les malades qui y trouvent une installation parfaite quant aux appareils, mais des sources relativement peu chargées en principes sulfurés. »

Et le D\ Labarthe nous rappelle en 1875, la même idée sous une forme un peu différente quand il dit que « malgré leur forte minéralisation les eaux de Cadéac ne sont pas connues. Cela tient probablement à ce que le pays est trop riche en eaux sulfureuses de premier ordre. Elles ne sont fréquentées que par les habitants des environs ».

Vivien de Saint-Martin constate encore en 1879 :
« Qu'elles ne sont point encore aussi fréquentées
quelles méritent de l'être, car il y a dans les Pyrénées *peu d'eaux obtenant autant de guérisons.* »

Tandis que Dujardin-Beaumetz en redit ainsi les
indications dans son *Dictionnaire de Thérapeutique :* « On emploie les eaux de Cadéac en bains,
douches, boissons et inhalations contre les dermatoses de nature herpétique ou strumeuse et contre
les affections rhumatismales chroniques.

« La saison dure à Cadéac du 1er juillet au 1er octobre, mais les deux établissements ne sont guère
fréquentés que par les malades des environs. Sans
doute le voisinage de Bigorre et de Luchon nuit
beaucoup à la vogue de cette petite station qui reste
presque ignorée et mal étudiée, malgré sa situation
pittoresque aux pieds de grands bois de sapins, en
face du rocher du Lustou, entre les cols fameux
et si souvent visités d'Aspin et de Peyresourde. »

Ce fut quelques années après, que la *Société ano-
nyme des Eaux Minérales de la Vallée d'Aure* dé-
posa, au mois de septembre 1895, ses statuts chez
Me Donnez, notaire à Arreau.

Son but était la création d'une station thermale,
dite *Omnia* sur le verdoyant plateau entre Saint-
Lary et Vielle-Aure, près des bords ombragés de
la Neste.

M. Poisson, architecte à Bordeaux, dressa l'avant-
projet dans lequel Cadéac disparaissait en tant que
thermes pour être transformé en magasin d'expé-
dition pour les eaux à exporter.

Pour qu'elle raison la Société resta-t-elle toujours
en formation, et pourquoi la station d'Omnia ne
put-elle éclore ?

L'on excusera notre ignorance, car c'est une époque que nous n'avons point vécu ; nous ne pouvons d'ailleurs que le regretter et pour la médecine et pour la vallée d'Aure.

Ce fut quelques années après que M. le professeur Garrigou, écœuré du « commerce illicite et monstrueux, de l'anarchie indéniable », qui régnait

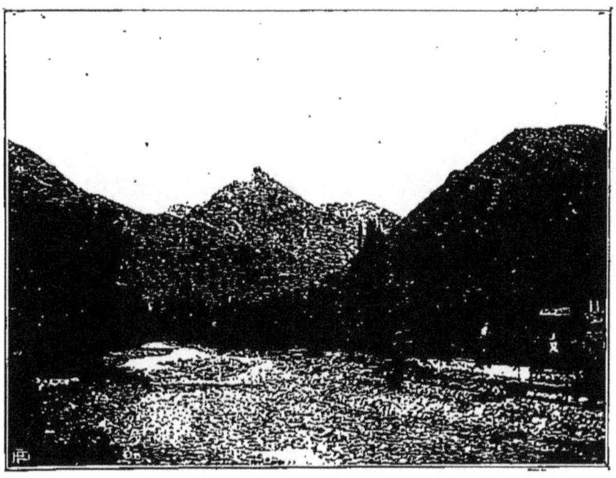

La Neste entre Saint-Lary et Vielle-Aure.

dans la majorité des stations thermales des Pyrénées conçut le projet grandiose et tout à fait nouveau de la *Ville thermale d'Aure*, qui devait être le « véritable pivot d'une révolution hydromédicale dans les Pyrénées ».

C'est dans le tome X de la *Revue des Pyrénées*, 1898, que fut exposé ce projet dont la conception doit grandir à nos yeux son auteur ; ce plan est trop beau dans son ensemble, trop bien fini dans ses détails, et, avouons-le également, trop flatteur pour notre amour-propre de Pyrénéen et de Français, pour ne point fixer quelques instants notre attention reconnaissante à la fin de ce chapitre.

C'est dans la magnifique plaine entre Ancizan et Guchen, que M. le professeur Garrigou assied la nouvelle « Cité thermale », au cœur même de la chaîne des Pyrénées, dans cette belle vallée d'Aure, vierge jusqu'à ce jour de toute souillure

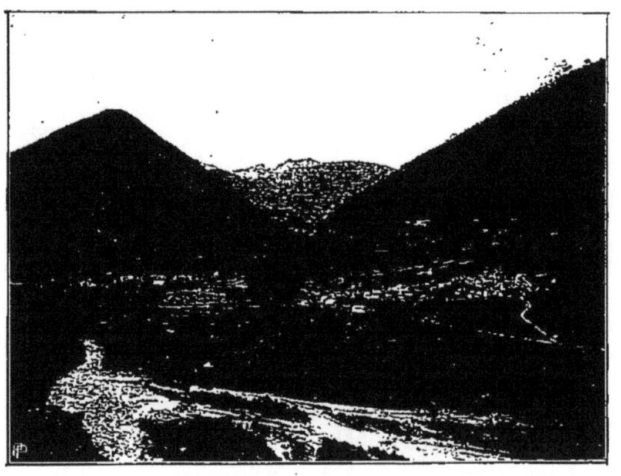

Ville thermale d'Aure entre Guchen et Ancizan
Projet du Professeur Garrigou

moderne et vierge aussi de toute exploitation écœurante et ruineuse.

Nous ne redirons pas les nombreuses raisons qui ont poussé M. Garrigou à ce choix judicieux et autorisé.

Il faut lire dans le texte ce tableau, brossé par la main d'un maître, pour sentir son enthousiasme renaître et voir s'édifier, comme par enchantement, la Nouvelle Ville Thermale, ses thermes, dont les carrières de Sarrancolin fourniront les colonnades en marbre rouge, ses *stations d'altitude,* ses abris, ses hôtels et sa voie ferrée de montagne, son école pratique d'hydrologie enfin, toutes choses qui devaient en faire un centre unique en son espèce : un véritable *monopole hydrologique*.

Certes M. le professeur Garrigou a le droit d'être fier de son rêve, dont nous ne pouvons que souhaiter la réalisation future. Quoi qu'il en soit, la vallée d'Aure et la Nymphe de Cadéac devront toujours garder de M. Garrigou le *souvenir d'un Bienfaiteur qui voulut leur Gloire et leur Prospérité !*

CONCLUSION

———

Telle peut se clore aujourd'hui l'histoire de la source ignorée de Cadéac.

Certes, nous aurions été heureux d'en faire une étude plus complète, et d'en rechercher les diverses propriétés que la science moderne nous apprend à trouver dans les eaux minérales ; telles que : la Radioactivité, l'Ionisation, la Métalloscopie, la Cryoscopie, la Fluorescence, la Pression Osmotique, la Tonométrie, etc...

Nous n'ignorons pas, d'autre part, quel est l'intérêt, qui, au point de vue spéculatif, s'attache à toutes ces questions : c'est pourquoi nous espérons que le temps et l'expérience nous permettront d'accomplir un jour ces recherches avec le précieux concours de l'Institut d'Hydrologie de Toulouse, dont nous sommes heureux de saluer la création pour la plus grande gloire de l'Hydrologie Pyrénéenne.

Nous n'avons étudié qu'un côté ; le côté clinique de la question ; mais ne savons-nous pas, d'autre part, que la principale conclusion à retirer d'une étude hydrominérale doit être une conclusion médicale ? que, parmi les raisons d'être d'une étude hydrologique, la plus pratique et la plus utile doit être la raison thérapeutique ?...

C'est pourquoi, de cette histoire clinique, le lecteur voudra bien tirer avec nous cette conclusion que les Eaux minérales, Sulfureuses, Naturelles et Froides de Cadéac, offrent des ressources très considérables contre certaines affections rebelles à nos moyens ordinaires, et ce : qu'elles soient prises au griffon ou exportées loin de leurs sources.

L'intérêt suprême de cette question n'échappera ni au Praticien, ni à son Client, de quelque condition qu'ils soient l'un et l'autre.

Combien nombreux, en effet, les malades, chez qui la raison pécuniaire primera toujours la raison clinique ou que les nécessités de la vie priveront à jamais d'une cure thermale au griffon émergeant ?...

Cependant chacun de nous conviendra sans mauvaise grâce que le monopole d'une pareille médication ne peut pas, et ne doit pas rester aujourd'hui l'apanage exclusif de l'aisance ou de la fortune ?

Concluons en un mot que la richesse Minérale et Métallique des Eaux de Cadéac ; leur Rapidité d'Action ; leur Stabilité et leur Fixité ; leurs Effets Curatifs enfin dont on peut affirmer l'efficacité, sont autant de Propriétés Importantes qui les recommandent au Monde Médical dans l'intérêt de la Science et de l'Humanité.

APPENDICE

**Propriétaires successifs des Thermes de Cadéac
depuis deux siècles environ.**

RIVE GAUCHE	RIVE DROITE
1. DUCUING.	1. BALÈS.
2. CALAMUN.	2. MANCIPIS.
3. FORGUE.	3. SENS.
4. FISSE.	

LIVRE D'OR DES SOURCES DE CADÉAC

M. Fisse, propriétaire de l'établissement de la
Rive Gauche, a eu l'ingénieuse idée d'exposer plusieurs fois ses eaux, et voici la liste des récompenses qu'il a vu décerner à ses sources.

1887 TOULOUSE	....	*Médaille d'Or.*
1884 TARBES	....	*Médaille d'Argent.*
1880 AUCH	....	*Médaille d'Argent.*
1876 TARBES	....	*Médaille d'Argent.*

1884 Toulouse .... *Médaille de Bronze.*
1879 Paris .... *Médaille de Bronze.*
1867 Arcachon.... *Première Mention Honorable.*

Mais, en définitive, une promenade en vallée d'Aure, un séjour aux Thermes de Cadéac, vous feront apprécier, Praticiens et Malades, plus que dans un discours, la Beauté de ces lieux, la Bonté de ces Sources ; vous feront justifier bien mieux qu'un Palmarès le quatrain du poète, le plus digne peut-être de clôre cette étude :

> Vierges que la douleur flétrit à votre aurore,
> Venez donc visiter le riant vallon d'Aure.
> Ses Eaux, son soleil d'or, ses parfums et ses fleurs
> Vous rendront votre amour et vos fraiches couleurs (1).

E. Duffourc.

(1) Cette poésie fut composée en témoignage de reconnaissance à la bienfaisante nymphe qui sut rendre la santé à la fille du poète.

BIBLIOGRAPHIE [1]

1819 A" A** *Itinéraire topographique des Hautes-Pyrénées*, de Pelafol, Paris.

1856 ABADIE DE SARRANCOLIN. — *Indicateur des Hautes-Pyrénées*, Paris.

1851-1854 *Annuaire des Eaux Minérales de la France.*

1830 *Annuaire des Etablissements thermaux des Hautes-Pyrénées.*

1828 ARBANÈRE. — *Tableau des Pyrénées Françaises*, Treuttel, Paris.

1913 ARNOZAN ET LAMARQUE. — *Précis hydrologie médicale.* Doin.

1827 ANGLADA. — *Mémoires sur les Eaux sulfureuses et thermales.*

1852 ASTRIÉ. — *La Médication thermale sulfureuse appliquée.*

1867 BARRY. — *Revue archéologique.*

---

(1) Cet index bibliographique contient seulement le nom des ouvrages consultés qui parlent de Cadéac ou de la Vallée d'Aure et que l'auteur a utilisés ou cités au cours de cette étude.

1869 BARRY. — *Bullet. Société archéologique du Midi.*

1869 BARRY. — *Mémoire Société académique de Toulouse,* série 6, t. VI.

1863 BASCLE DE LA GRÈZE. — *Histoire religieuse de la Bigorre.* Hachette.

1864 BASCLE DE LA GRÈZE. — *La Féodalité dans les Pyrénées.* Durand, Paris.

1884 BOIS ET DURIER. — *Etude historique et géographique des Hautes-Pyrénées.* Tarbes.

1818 BORDEU. — *Œuvres complètes par Richerand.*

1860 BOURDON. — *Les Eaux Minérales de la France.* Baillère.

1766 DOM BRUGELLES. — *Chroniques Ecclésiastiques du Diocèse d'Auch.*

1777 B'UCHOZ. — *Dictionnaire des Eaux Minérales de la France.*

1904 CAREZ. — *Géologie des Pyrénées Françaises.* Imprimerie Nationale.

1785 CARRÈRE. — *Catalogue raisonné des ouvrages qui ont été publiés sur les Eaux Minérales.*

1893 CARSALADE DU PONT. — *La Chevauchée des Gens d'Armagnac en Pays d'Aure.* Cochareux. Auch.

1893 CARTAILHAC. — *Ere nouvelle des Hautes-Pyrénées,* 30 septembre.

1842 CASTILLON. — *Histoire des populations pyrénéennes.* Treuttel, Paris.

1860 CÉNAC-MONCAUT. — *Histoire des peuples et des Etats des Pyrénées.*

1864 CÉNAC-MONCAUT. — *Les Richesses des Pyrénées.*

1909 CHALOT. — *Les Quatre-Vallées et le Pays d'Aure.* Bulletin de la Société de Géographie de Toulouse.

1834 CHAUSENQUE. — *Les Pyrénées.* Le Comte et Pougin, Paris.

1367 *Chronique latine inédite de la mairie d'Azet.*

1735 Abbé COLOMEZ. — *Histoire du Comté de Bigorre*, publié en 1856 par Duffau.

1858 CONQUARÉ. — *Analyse chimique des Eaux sulfureuses de Cadéac (rive droitl)*. Fouga, Tarbes.

1823 DAVEZAC-MACAYA. — *Essai historique sur le Bigorre*.

1870 DECHAMBRE. — *Dictionnaire encyclopédique des sciences médicales*. Masson.

1893 DESJARDINS. — *Géographie de la Gaule Romaine*.

1818 DEVILLE. — *Annales de la Bigorre*. Lavigne, Tarbes.

1823 *Dictionnaire géographique universel par une Société de géographes*.

1813 DRALET. — *Description des Pyrénées.*

1883 DUJARDJN-BEAUMETZ. — *Dictionnaire de Thérapeutique*.

1869 DUMORET. — *Conférence sur les Quatre-Vallées.*

1857 DURAND-FARDEL. — *Traité des Eaux Minérales.* Baillère.

1860 DURAND-FARDEL ET DE BRET. — *Dictionnaire général des Eaux Minérales.*

1796 DUSAULX. — *Voyage à Barèges et dans les Hautes-Pyrénées.* Didot, Paris.

1869 B. DUTECH. — *Gazette médico-chirurgicale de Toulouse.* Librairie centrale.

1871 B. DUTECH. — *Les Pyrénées.* Tarbes

1871 B. DUTECH. — *L'Observateur des Hautes-Pyrénées.* Tarbes.

1887 B. DUTECH. — *La République des Hautes-Pyrénées.* Tarbes.

1892 B. DUTECH. — *L'avant-garde des Hautes-Pyrénées.*

1680 DOM ESTIENNOT. — *Antiquitatum in Vasconia*

Benedictarum. Bibliothèque Nationale, manuscrit n° 12.752.

1818 FAGET DE BAURE. — *Essai historique sur le Béarn*.

1853 FILHOL. — *Recherches sur les Eaux Minérales des Pyrénées*. Masson.

1864 FILHOL. — *Note sur l'Eau sulfureuse de Cadéac* (rive gauche).

1853 FONTAN. — *Recherches sur les Eaux Minérales des Pyrénées*. Baillère.

1865 FONTAN. — *Eaux sulfureuses naturelles*.

1884 FONTAN. — *Capvern Thermal*, 15 février.

1835 FOURCADE. — *Album pittoresque et historique des Pyrénées*.

1857 FOURQUET. — *Notice sur les Eaux sulfureuses de Cadéac*.

1879 GAILHARD. — *Recherches pour servir à l'histoire des Quatre-Vallées*. Péré, Bagnères.

1827 GAUDERAX. — *Recherches sur les Eaux Minérales de Bagnères-de-Bigorre*.

1873 GARRIGOU. — *Gazette des Eaux*. Août.

1894 GARRIGOU. — *Les stations thermales des Pyrénées*. Rueff. Paris.

1898 GARRIGOU. — *Revue des Pyrénées*, t. X.

1841 GINTRAC. — *Observations sur les principales eaux sulfureuses des Pyrénées*.

1894 JACQUOT ET WILM. — *Les Eaux Minérales de la France*. Baudin, Paris.

1852 CONSTANTIN JAMES. — *Dictionnaire pratique des Eaux Minérales*.

1868 JOANNE (Ad.). — *Itinéraire des Pyrénées*. Hachette.

1890 JOANNE (P.). — *Dictionnaire géographique et administratif de la France*. Hachette.

1866 JOURDAN. — *Aux Pyrénées et à leurs stations thermales*. Dentu, Paris.

1858 JUBINAL (Ach.). — *Les Hautes-Pyrénées*. Plassol, Bagnères-de-Bigorre.

1875 LABARTHE. — *Les Eaux Minérales de la France*. Reinwald, Paris.

1867 LA BONNARDIÈRE. — *Gazette des Eaux*.

1880 LA BONNARDIÈRE. — *Coup d'œil historique sur les Quatre-Vallées*. Dupont, Grenoble.

1813 LA BOULINIÈRE. — *Manuel statistique des Hautes-Pyrénées*.

1825 LA BOULINIÈRE. — *Itinéraire descriptif et pittoresque des Hautes-Pyrénées*.

1862 LAMBRON. — *Les Pyrénées et Luchon*. Chaix.

1795 LOMET. — *Mémoire sur les établissements thermaux des Pyrénées*. Valat, Paris.

1830 LONGCHAMP. — *Annuaire des Eaux Minérales de la France*.

1640 MARCA. — *Histoire de Béarn*.

1832 MARCHANT. — *Recherche sur l'action thérapeutique des Eaux Minérales*.

1826 MELLING ET CERVINI. — *Voyage Pittoresque dans les Pyrénées*. Treuttel, Paris.

1830 MÉRAT ET LENS. — *Dictionnaire universel de matière médicale*.

1836 MÉRAT. — *Rapport à l'Académie Royale de Médecine sur les établissements thermaux de France*.

1659 OYENARD. — *Notitiæ utriusquæ Vasconiæ*. Apud Cramoisy, Parisiis.

1781 PALASSOU. — *Essai sur la minéralogie des monts Pyrénéens*.

1797 PASUMOT. — *Voyages physiques dans les Pyrénées*.

1840 Patisier. — *Rapport à l'Académie Royale de Médecine.*

1850-1853 Patissier. — *Rapports à l'Académie de médecine.*

1859 Petrequin et Socquet. — *Traité pratique des Eaux Minérales.* Lyon. Schering.

1829 Picqué. — *Voyage aux Pyrénées Françaises et Espagnoles.* Mongie, Paris.

1895 Poisson. — *Les Eaux Minérales de la vallée d'Aure.* Arnaud, Bordeaux.

1885 Reclus (E.). — *Nouvelle géographie universelle.* Hachette.

1834 Richard. — *Guide aux Pyrénées.*

1859 Roubaud. — *Les Eaux Minérales de la France.*

1888 Lord Russell. — *Souvenirs d'un montagnard.* Vignancour, Pau.

1892 Sacaze. — *Inscriptions antiques des Pyrénées.* Privat, Toulouse.

1879 Vivien de Saint-Martin. — *Nouveau Dictionnaire de géographie universelle.* Hachette.

1858 Soutras. — *Les Pyrénées illustrées.* Dossun, Bagnères.

1871 Ticié. — *Capvern et ses eaux minérales.*

1904 Toujan. — *La Vallée d'Aure. Ses Eaux Minérales.* Gay, Toulouse.

1909 Toujan. — *La Vallée d'Aure. Ses cures d'air et d'altitude.* Gay, Toulouse.

1830 Vaysse de Viliers. — *Itinéraire de la France.* Renouard, Paris.

1855 Verdo. — *Précis sur les Eaux Minérales des Pyrénées et de Gascogne.* Masson.

1912 Weurlesse. — *La Dépêche de Toulouse.* Septembre.

Toulouse. — Imp. M. BONNET, rue Romiguières, 2.

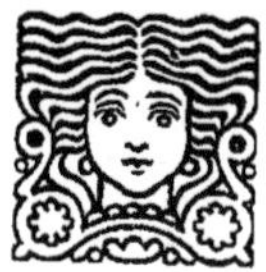